Baby Food Matters:
what science says about how to give your child
healthy eating habits for life

人生で一番大事な
最初の1000日の食事

「妊娠」から「2歳」まで、
「赤ちゃんの食事」完全BOOK

Dr Clare Llewellyn
クレア・ルウェリン

Dr Hayley Syrad
ヘイリー・サイラッド

博士(栄養学)・管理栄養士
上田玲子 監修　須川綾子 訳

ダイヤモンド社

Baby Food Matters

by

Dr Clare Llewellyn & Dr Hayley Syrad

日本語版監修者より――科学的根拠に基づく信頼できるアドバイス

本書は妊娠期（胎児期）から授乳期、離乳期、幼児期前半の2歳まで、つまり人生最初の1000日間に必要な「栄養」と授乳を含めた「食」、そしてその「与え方」について書かれたイギリスの本である。

1000日間を各時期に分断するのではなく連続的に捉え、「生涯続く健康的な食習慣を子どもに身につけてもらうこと」を中心テーマにし、数々のアドバイスを豊富な科学的データの裏付けのもとで行っている。

この本の特色は……

・「実用書」である――本書を初めから順にすべてを読み通す必要はない。妊娠期（胎児期）、授乳期、離乳期、幼児期のパートごとに章立てしてあるので、必要なパートを読むことで日々の食生活にすぐに活用できる。各パートには何をどれだけ食べさせるか、どのように食べさせるかがわかりやすく具体的に示されている。特にどのように食べさせるかについての知見は他に追随を許さない内容である。一読をぜひお勧めしたい。

・「教養書」である――信頼できる豊富な調査研究結果から引き出された妊娠期（胎児期）、授乳期、離乳期、幼児期の栄養と食に関する知見に触れる機会が得られる。これにより深く広く柔軟な思考を生みだすことが可能になり、命を支える食についての洞察を深めることができる。

・「学術書」である――科学的根拠に基づいたデータの裏付けをもとに構成されており、査読も実施されている。そしてそれぞれのアドバイスには裏付けとした参考文献が示されている。さらにデータ不足で科学的に意見が分かれる話題や確立されていない話題にはその事情を示している。このため栄養や育児の専門家ばかりではなく広い分野の研究者の方々が読まれても十分に読み応えのある内容となっている。

このような3つの視点から幅広い対象者によって読み進めることができる本書の特色は、育児書の分類に入るであろう本の中ではたぐいまれなことである。

つまり、本書は実用書としてこれから子育てをなさる方や子育て中の方だけでなく、食と健康、食と命に関心のある方すべての方に興味深くお読みいただける内容なのである。

ようこそニューワールドへ。

科学的知見に満ちた栄養と食の新世界をどうぞお楽しみください。

なお、本書の内容には日本でも取り入れたい新しい知見が豊富な半面、日本とイギリスでは食環境や食生活等において違いもある。そこで本書には文中に「監修者より」という注を入れ、日本での一般的な基準や、本書の方法を取り入れるにあたって気をつけてほしいことを示した。ご活用いただければ幸いである。

帝京科学大学教授　上田玲子

2019年9月

人生で一番大事な最初の1000日の食事　目次

第1章

最初の1000日で一生の食べ方が決まる

最高の食のサイクルをつくる

PART 1

「妊娠」したら何を食べればいい？

第2章

「お腹」にいるとき

赤ちゃんは羊水で好みを覚える

PART 2
「授乳」はどうすればいい？

第3章
「母乳」をあげる
母乳のいいところ、不安なところ

第4章

「粉ミルク」を与える

粉ミルクにもメリットがある

第5章

赤ちゃんの「パターン」をつかむ

いつ、どれだけあげるべき？

PART 3

「離乳食」は何を与える？

第6章 「いつ」始める？

赤ちゃんはこんな合図を出してくれる

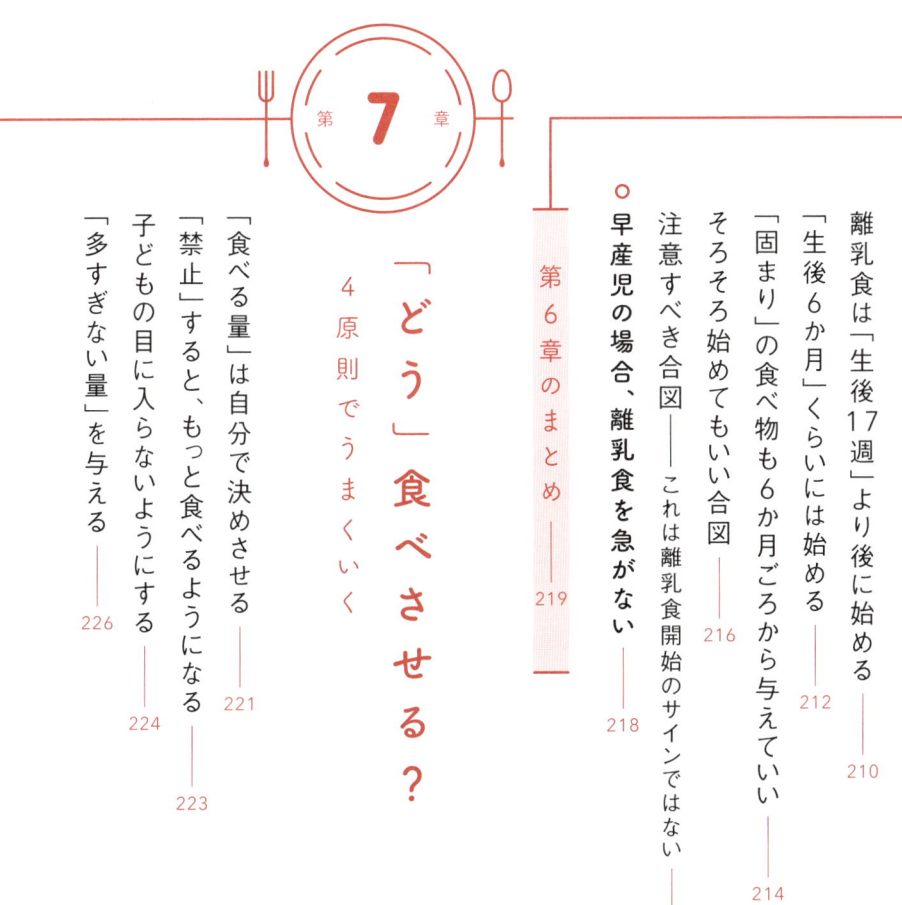

第7章

「どう」食べさせる？

4原則でうまくいく

第8章

「好み」をセットする

甘い果物は「後」にする

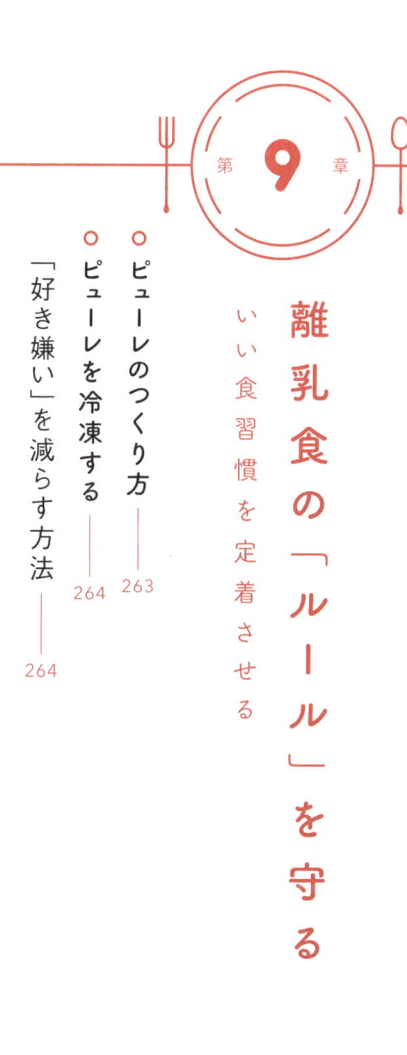

第9章 離乳食の「ルール」を守る

いい食習慣を定着させる

PART 4
「幼児」になったら何を与える？

第10章
最高の「栄養」をとる
子どもは何を食べるべき？

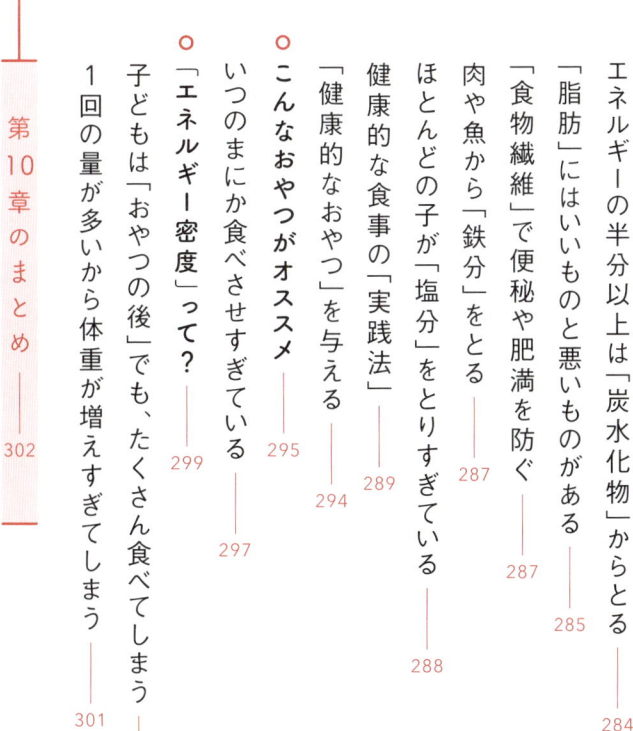

第11章

健康的な「食習慣」を身につける

子どもはどう食べるべき？

〔　〕は訳注を示します。
※は監修者注があることを示します。

本文中の番号ルビについては、以下のURLから、
参考文献のPDFファイルをダウンロードできます。

▼

https://www.diamond.co.jp/go/pb/babyfood_notes.pdf

なお、日本での実践を考慮して、原著者と相談のうえ、
原著の一部を割愛・編集していることをお断りします。

はじめに——世界的研究でわかった「すべての親に知ってほしいこと」

人生の最初の1000日間の食事の与え方

これから赤ちゃんが生まれるか、すでに乳幼児のいるみなさんは、わが子に人生の最良のスタートを切らせるにはどうしたらいいのか、ぜひとも知りたいと思っているでしょう。ところが、世の中には子どもに「何」を「どう」与えるべきか、矛盾する意見があふれているので戸惑っているかもしれません。

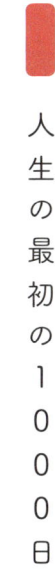

本書のねらいは、一時的なブームと事実をきちんと区別し、**人生の最初の1000日間（妊娠してから2歳前後まで）の食事と栄養とその与え方について、必要な知識をすべてお伝えすること**です。

妊娠期から授乳期、離乳食の開始、「魔の2歳児」の扱いにいたるまで、本書は科学的観点から、お子さんが健康的な食習慣を生涯にわたって身につけられるよう、データに基づいた情報と実用的な手引きをお届けします。

この分野を代表する科学者として私たちがとくに懸念するのは、授乳や食事の与え方について親に向けられるアドバイスの多くが、「一般的に受け入れられている知恵」や古臭い迷信、たんなる他人の意見に基づいていること。子どものしつけや食事に関する本は山ほどあっても、この分野で科学的実績のない著者が書いたものばかりです。

実際、すでにある多くの書籍やウェブサイトに目を通しましたが、**このテーマについて、親向けの科学的根拠に基づいた情報がほとんどない**ことに驚きました。アドバイスのなかには的外れなものや、もっとひどいと明らかに間違っているものさえあります。

また、最適な栄養と理想的な与え方について、何が本当に大切で有効なのかきちんと理解しているわけでもありません。食事に関する政府の指針でさえ、正確さに問題があったり、科学的データによる裏付けが欠けていたりすることがあります。

最新の科学的データに基づいたアドバイス

私たちは母親ではなく科学者として、根拠のない話ではなく事実を基に、**みなさんがお子さんにどう食事を与えるべきか、十分な情報に基づいて決断できる**よう、知識を提供し、科学をわかりやすく説明するつもりです。

本書ではとり上げるすべての話題について、最新の科学的観点をお届けするため、現時点で入手できる最良のデータを用いています。データ不足で科学的に意見が分かれる話題もあれば、確立されているものもあります。これについては包み隠さず、私たちが知っているすべてのことを考慮したうえで、実情をお話しします。

受胎から最初の1000日間の食事と授乳について、とくに重要な科学的発見を残らず説明し、みなさんがお子さんの人生にとっていちばん大切な時期をうまく過ごすのに役立つアドバイスと秘訣を考えました。

「過去最大規模の研究」を基にしている

私たちは乳幼児の食事と授乳について10年以上研究している科学者であり、二人ともこの分野で博士号を取得しています。そしてこの分野の第一人者として100本近い論文を発表してきました。ユニバーシティ・カレッジ・ロンドン（UCL）でクレアが率いる私たちの研究チームは、この分野において世界的に知られています。

とくに力を入れているのは、**乳幼児の食に関する過去最大規模となる双子研究「ジェミニ」**への参加です。「ジェミニ」は乳幼児期の授乳と食事に関する理解を根本的に変え、健全な成長（発育）と発達にとってこの時期の栄養（授乳と食事）がどんなに大切か、新たな発見をもたらしています（ジェミニの詳細と重要性、独自性については第1章で述べます）。

私たちはどちらも「ジェミニ」の研究に加え、20を超える学術誌の論文の審査と評価を行い、この分野について世界各地で多くの講演を行っています。クレアは3つの有力誌の編集委員を務め、UCLの理系修士課程でリサーチ法と統計学を教えています。また、この分野で博士号取得をめざす研究者たちの指導にもあたっています。

つまり、**私たちはデータをふるいにかけ、無意味なものを排除し、本当に重要な情報にたどり着《つ》くことに長《た》けている**のです。

科学的背景を別にすると、私たち二人の食をめぐる経験はまるで異なり、それが本書執筆の大きなきっかけになりました。

子どものころのクレアは「発育不全」で極端な偏食に悩まされ（それどころか、食べ物にひどい恐怖を感じることさえありました）、そんな状態が幼児期から始まり、成人してからもしばらく続いたのです。そのため、こうしたことが子ども自身だけでなく、両親や家族にまでストレスをもたらすことを身をもって知っています。

本書では、みなさんのお子さんがそうなる可能性を最小限に抑える情報を提供できればと思っています。また、今まさに好き嫌いの激しいお子さんと向き合っている方々には、うまく対処できるような最善のアドバイスを届けられればと願ってやみません。

一方ヘイリーは、食べることにかけては模範的に成長し、食べ物のことであまり問題を抱えたことがありません。初めての食べ物でもいつもすんなり口に入れ、時には例外があっても、出されたものは何でも食べ、食べすぎることもありませんでした。どうやら、**幼いころの両親の食事の与え方が大きく関係していた**ようです。

私たちは、本書で子どもへの食事の与え方を指南するとき、自分たちの経験をつねに念頭に置いてきました。そうすることで、みなさんへのアドバイスが、現実的で根拠があり、共感もできる有益なものになればと願っています。

多くの科学者の「査読」を経ている

「査読」とは、科学者の研究報告（学術論文、記事、書籍）について、**同じ分野を専門とする科学者の客観的な評価を受けること**。査読により、公に発表される科学的根拠に基づいた情報が、正確で信頼でき、その分野の広い文脈に沿って提示されていること（情報が1、2名の科学者の狭い見方を示しているのではなく、分野全体を公平に代表していること）が保証されます。

本書の執筆過程では、この分野を専門とする多くの科学者の協力があり、正確さが保証されています。

「最初の1000日」は一生で最も大切な時期

現在、**赤ちゃんの人生の最初の1000日は、生涯でいちばん大切な時期**だというのが異論のない考え方です。最初の1000日の経験が人生のほかのどんな時期よりも将来の健康と幸福に大きく影響することが、世界の科学者のあいだで広く認められています。これは一生の健康の基礎がつくられる時期なので、赤ちゃんの栄養の問題はとりわけ大切。**赤ちゃんがどんな食べ物を口にし、どんな習慣を身につけるかは、生涯にわたる影響をもたらすのです。**

赤ちゃんに何を与えるかは、長期的な健康だけでなく、その後の食の好み（食べ物の好き嫌い）にも大きな影響をもたらします。同時に、この早い時期に食べ物をどう与えるかも、食欲の調整力（食べる量をコントロールする能力）や食べ物との関係性（たとえば、ストレスや悲しいことがあると食べたくなる傾向や偏食など）を形成するうえで決定的な要素です。

最初の1000日は成長と発達が目覚ましく、一生のうちでもこれに並ぶ時期はありません。赤ちゃんは1歳になるまでに体重が生まれたときの3倍になります。脳も大きく発達します——誕生時に370グラムほどだった脳は、2歳になるころには1キロを超え、大人の大きさの80パーセントにまで成長します。

そんな急速な成長には、栄養が欠かせません。**赤ちゃんにとってこの栄養はまずミルクによ**

ってもたらされ、やがて離乳食へと受け継がれます（本書で「ミルク」とある際は、母乳と人工ミルクの両方を指しています）。

ただし、最初の1000日間の授乳や食事には苦労がつきもの。生まれて間もない時期や幼児期には、かなり骨が折れるでしょう。思いどおりにいかないときはなおさらです。この時期の授乳と食事が重要であるにもかかわらず、親向けの科学的根拠に基づいた実用的な手引きがないことから、私たちは本書の執筆を決めました。赤ちゃんが人生の最良のスタートを切れるように、必要な情報と実用的なヒントを余すところなくお伝えします。

「何を食べさせるか」だけでなく、「どう食べさせるか」も網羅

赤ちゃんが最初の1000日間に口にするものは、一生のどの時期に口にするものより大切です。けれども健康的な食習慣とは、たんに子どもが何を食べるかだけでなく、もっと多くの問題を含んでいます。「ジェミニ」をはじめとするさまざまな科学的研究は、**赤ちゃんがどう飲んだり食べたりするかも重要**であることを示しています。どれだけの量をどのくらいの頻度で摂取し、食べ物とどんな関係性を築くのか。そういったことのすべてが本当に大切なのです。

最初の1000日にミルクや食事をどう与えられるかが、**食欲の調整力（必要な量だけを食べ、**

食事を慰めや楽しみ、さらには恐れるべきものとしてではなく、栄養としてとらえる能力）を形成するうえで、かなり重要なカギになることがデータからも明らかです。

どんな食べ物でも、食べる量が多すぎても少なすぎても健康的ではありません。感情を前向きな方法によって調整することを学ばず、食べ物に頼ってコントロールしようとするのも不健康です。また、好き嫌いがあまりにも激しいと、食事のレパートリーが限られ、健康に悪影響を及ぼしかねません。

意外に思えるかもしれませんが、人と食べ物の関係は受胎直後から育まれると考えられています。私たちは子宮のなかで、母親が食べたものにさらされるのです。そして食習慣の形成は、赤ちゃんが生まれたその日から、授乳開始とともにさらにしっかりと確立されていきます。つまり受胎から始まる最初の1000日がとても大切なのです。

ただし、赤ちゃんの生まれつきの性質にも左右されます。赤ちゃんはみんな同じように生まれてくるわけではありません。最初から食欲が旺盛な子もいれば、乏しい子もいます。そこで食事を与えるときは、赤ちゃんの食がどんな「タイプ」なのか理解し、それに見合った対応をすることが欠かせません。ところが、それぞれのタイプにどう対応すべきか、情報がほとんどないのが現状です。

どう食べるかについては解明が始まったばかりなので、親向けの情報がごくわずかなのは当然です。乳幼児が食欲をうまく調整する能力を身につけ、食べ物と健全な関係を築き、健康的な食の好みを育み、しかもそれらが一生続くように手助けするにはどうすべきか。これは何を食べるかよりはるかに複雑で、食べ物とどう関わるかという問題でもあるのです。

本書は命が宿った1日目から、何をどう与えるべきか、データに基づいた本当に必要な情報をお届けします。

読みたいところから読んでいい

本書は栄養と食事について、最初の1000日間の各段階に即した4つのパートで成り立っています――妊娠期（パート1）、授乳期（パート2）、離乳期（パート3）、幼児期（パート4）。**最初から一気に読まなくてもかまいません**。みなさんとお子さんがどの段階にいるかによって、とくに関係のある章を拾い読みできるようになっています。

乳幼児は食べ物のこととなると、みんなとても個性的です。直面する問題は子ども一人ひとりによって異なります。クレアのように食べさせるのが悪夢のような子もいれば、ヘイリーのように理想的な子もいるでしょう。本書はあらゆる食べ方をする乳幼児のあらゆる段階を対象とし、みなさんとお子さんに直結するような、実用的で役立つアドバイスをお届けすることをめざしています。

第1章

最初の1000日で一生の食べ方が決まる

最高の食のサイクルをつくる

「食べ物への愛より誠実な愛はない」（ジョージ・バーナード・ショー）

みなさんがこの言葉に賛成かどうかはさておき（誰もが共感するとはかぎりません）、きっと素晴らしいごちそうを囲んでいるとき、友だちや家族が同じようなことを言うのを一度は聞いたことがあるでしょう。

けれども食への思いは人それぞれです。みなさんも食べ物にほとんど関心のない人を知っているでしょう。お皿のうえの食事をもてあまし、ただ義務的に食べているような人を。

一方で、おいしいものを食べるのが人生最大の喜びという人もいます。大人の食欲や食べ物に対する姿勢が人によって大きく異なるように、**子どもや赤ちゃんの食べ物への愛（または憎しみ）もさまざまです。**

では、食べ物との関係性は人によってどうしてこれほど違うのでしょう？

これは何十年ものあいだ研究者の興味を引いてきた問題ですが、肥満の急増と摂食障害への懸念の高まりにともない、いっそう注目が集まっています。食べ物の好き嫌いと並んで、**赤ちゃんの食欲が人生の最初の1000日間（妊娠してから2歳前後まで）に形成される**ことを示す証拠がいくつも示されています。

科学者たちは今、「食欲」と「食の好み」がどう発達し、赤ちゃんが最初から食べ物と良好な関係を築くにはどうすればよいか、非常に多くのことを知りつつあるのです。子どもが「どう食べるか」が、「何を食べるか」と同じくらい重要なのは疑う余地がありません。

子どもの「食欲のタイプ」を知る

「食欲」というのは、私たちが食べ物と、食べる機会にどう反応するかを表現する包括的な言葉です。人の食欲に差があることは、**肥満になりやすい人と、ほとんど努力しなくても健康的な体重を安定して保てる人がいる**理由を説明するのに役立ちます。

では、私たちはどうしてそれほど差があり、それはいつから生じるのでしょう？

子どもの食欲に関する理解が一変したのは2001年のことです。著名な行動科学者のジェーン・ウォードル教授が、子どもの食のタイプを測る初めての総合的な指標として、「子どもの摂食行動アンケート〈CEBQ〉」（巻末の「付録」を参照）を開発したのがきっかけでした。[1]

研究者たちはこのアンケートによって、子どもの食欲には実際にどれだけの差があり、食欲が体重とどう関係しているのか初めて研究できるようになりました——低体重と肥満の子どものそれぞれについて食べ方を調査できるようになったのです。

CEBQを用いると、**食にまつわる7つの観点から子どもの行動を評価し、「食欲」の特徴を明らかにする**ことができます。

① 食べ物への反応は？

お腹がすいていない状態で、とびきりおいしそうな食べ物を目にしたり、においをかいだり、味見をしたりしたとき、それを**どのくらい食べたいと思うか**。たとえば、スーパーでレジに並んだとき、お菓子が並んでいるのを見て、チョコレートバーを欲しがるかどうか。

② どれくらい喜ぶ？

食べることからどれくらいの喜びを得るか。

③ 満腹感への反応は?

食べはじめてからどのくらいで満腹になり、お腹がすいてまた食べたくなるまで満足感がどのくらい持続するか。

④ 食べるスピードは?

食事やおやつを食べ終わるのに通常どのくらいかかるか。

⑤ 動揺したとき食べすぎる?

ひどく動揺したり、不機嫌になったりしたとき、食べたくなる傾向がどれくらいあるか。

⑥ 動揺したとき食べなくなる?

ひどく動揺したり、不機嫌になったりしたとき、食欲をなくす傾向がどれくらいあるか。

⑦ 好き嫌いの程度は?

積極的に食べるものをどの程度選り好みし、未知の食べ物をどのくらい積極的に口にするか。

子どもによって食欲は大きく違う

CEBQは食欲に関する重大な発見をもたらしました。子どもたちの食欲には大きな個人差があり、これは低体重になる子どもと過体重になる子どもがいる理由を説明するのに役立ちます。

それでも、きわめて重要な疑問の多くはまだ解明されていませんでした。**食欲が本当に子どもの低体重や過体重を左右するのか、それとも体重が食欲の旺盛さを左右するのか**――「ニワトリが先か卵が先か」というおなじみの問題です。また、赤ちゃんについてはほとんど何もわかっていませんでした（赤ちゃんにも同様の個人差があるのか？）。

そもそも食欲がどこから来るのかも謎でした。先天的なものなのか、後天的なものなのか？食欲は遺伝子に起因する生まれつきのものなのか、それとも幼児期の授乳や食事の経験によって形成されるのか？

こうした疑問に答えるには双子の研究が有効です。なぜなら、一卵性双生児は遺伝子が100パーセント同じですが、二卵性双生児はふつうのきょうだいのように50パーセントのみ同じだからです。重要なのは、どちらもきわめて近い環境を共有しているということ。**同じ母親が、同じ期間身ごもり、同じ家庭で成長し、同じ方針で育てられるといった共通点がある**のです。

研究者は2つのタイプの双子がどれだけ似ているか比較することで、ある特質の形成において遺伝子がどれだけ関係しているか突きとめられます。食欲もその特質に含まれます。つまり、食欲がどの程度後天的に身につくものなのか知ることができるのです。観察された特徴が、二卵性より一卵性のほうが似ていれば、遺伝子が大きく影響していることになります。

ジェーン・ウォードル教授は、双子の研究が食欲を正しく理解する最良の方法になると判断しました。**膨大な数の赤ちゃんの食欲について、誕生直後からたんねんに測定し、それから数か月、さらには数年にわたって体重を観察する**のです。そうすれば解明されていないあらゆる疑問と、さらなる疑問についても答えが見つかるはずだと考えました。

そのためにCEBQのような食欲に関する新たな測定法、とくに生まれたての赤ちゃんを対象とした測定法が必要になったのです。

小さいころの「食事・食欲」と「身長・体重」の関係

そこで2007年、キャンサー・リサーチUKから資金援助を受け、ジェーン・ウォードル教授とクレア・ルウェリンほかUCLの研究者から成るチームが、双子研究「ジェミニ」を立ち上げました。**乳幼児の食欲に関する過去最大の研究**です。

「ジェミニ」の始動後、私たちは次の項目を測定しました。

- 4800人以上のイギリス人の双子の食欲。ミルクしか与えられていない生後数週間以内と、幼児期に測定。
- 研究開始から3か月ごとの彼らの身長と体重。
- 幼児期の3日間に彼らが飲食したものすべて。

この包括的な研究により、「ジェミニ」は世界でも有数の発育データの資源となり、**乳幼児の食に関する最新のデータとして、イギリスで最大規模**となっています。

私たちがこの情報を用いて解明したことは以下のとおりです。

- 食欲は後天的なものか、それとも先天的なものか。
- 赤ちゃんがミルクを欲しがる度合いには、どのくらいの差があるのか。
- 赤ちゃんの食欲は、体重増加とどう関係するのか。
- 赤ちゃんの食欲は、食物摂取量とどう関係するのか。
- 幼児の食物摂取量と食事のパターンは、体重増加とどう関係するのか。

赤ちゃんの「食欲のタイプ」を知る

私たちは、授乳期の赤ちゃんの食欲に関する新たな測定法を考案しました（「赤ちゃんの摂食行動アンケート〈BEBQ〉」。巻末の「付録」を参照）。

これによって大勢の乳児の食欲を測定できるようになりました[2]。

BEBQは乳児の食欲の包括的な測定法としては最初で唯一のものであり、幅広い研究に活用されています。内容は赤ちゃんの食欲の4つの側面に着目しています。

①ミルクへの反応は？

お腹がすいていない状態でミルクを与えられたとき、赤ちゃんがどれだけそれを飲みたがるか。そして、授乳をどれだけ求めるか。

②どれくらい喜ぶ？

授乳中にどれだけの喜びを感じているか。

③ 満腹感への反応は？

お腹がいっぱいになったことにどれだけ敏感に反応するか。たとえば、授乳開始からどれだけ容易に、またはすぐに満腹になるか。

④ 飲むスピードは？

ミルクを飲むスピードは通常どのくらいか。あっというまに飲み終わるか、永遠に続くとも思えるほど飲んでいるか。

乳幼児の食欲と、それが授乳や食事のさいに親にとってどんな意味をもつのか。「ジェミニ」とその他の研究によって多くの検証が行われたことで、これらに関する理解に変化が生じています。ほかの優れた研究とともに、こうした発見は本書の多くのアドバイスの土台になっています。

たくさん飲みたがる子もいれば、そうでない子もいる

BEBQの結果、赤ちゃんによってミルクを欲しがる度合いが大きく異なることがわかりま

した。これは母乳と粉ミルクのどちらの場合にも当てはまります。

食欲旺盛な赤ちゃんはミルクを差し出されるといつでも飲みはじめ（飲み終えたばかりでも）、たちまち哺乳瓶を空にすることがあります。あまりの速さで飲み干すので、**すぐにお代わりを用意しないといけない赤ちゃんもわずかながらいる**でしょう。

反対に、ミルクをあまり飲みたがらない赤ちゃんもいます。一度に飲める量がほんの少しで、ひと瓶飲み終えるのに何時間もかかるように見えたり、途中で眠ってしまったりする赤ちゃんです。お母さんにとっては、授乳は果てしない試練のように感じられるかもしれません。

さらに、飲む量を完璧にコントロールしているように見える赤ちゃんもいます。

要するに、**ミルクを飲む量を調節する能力は、それぞれの赤ちゃんによって大きく異なる**ということです。

赤ちゃんと同じように、**子どもたちの食べ物への反応はさまざま**です。食べ物が大好きな子もいれば大嫌いな子も、その中間くらいの子もいます。食欲が乏しいか旺盛かは、特徴となる独特の食べ方があります。食欲が乏しい子どもには次のような特徴が見られ、なかにはこちらが参ってしまうようなものもあるでしょう。

「食欲が乏しい子ども」の特徴

「満腹感に敏感」な傾向が強い子どもは、**すぐにお腹がいっぱいになり、一度にたくさん食べられません。**食事の少し前におやつを食べてしまうと（または牛乳を1杯飲んだだけでも）、食事を食べきれなくなることがあります。お腹をすかせた様子もめったに見せません。目の前にある食べ物があまり魅力的ではないときはなおさらです。また、食事をするよりiPadで遊ぶなど、ほかの活動にずっと大きな関心があるようです。

食べるのが遅く、延々と食べているように見えることがありますが、本人は**ゆっくり食べるのが好きで、急かされるのを嫌がります。**

騒ぎ立てる――食べ物のこととなると、ほかの子どもより好き嫌いが激しいことがあります。初めて出されたものについてはなおさらです。**食感のせいで特定の食べ物を避ける**こともあります。たとえば、固まりが入っているもの（果肉入りヨーグルトやある種のソース）、しばらくすると表面に膜ができるもの（カスタードやグレービーソース）、ぬめりのあるもの（キノコや甘酢ソース）など。

また、**お皿の上で食べ物同士が触れあうことを嫌がり、ほかの食品に「汚された」ものを拒絶する**こともあります。「ほかの食品」それ自体は好きな場合でも（たとえばベイクドビーンズは好きらしいのに、そこから流れ出たトマトソースに「汚染された」ジャガイモは嫌がる）。さらには、食べたことすらないものを嫌いだと言い張る子もいます。もちろん、味見も拒否です。

ひどく動揺するか腹を立てたりすると、しばらく完全に食欲を失い、ふだんより食べる量が減ることがあります。

一方で、食欲が旺盛な子は、食べ物に対して次のような行動をとる傾向があり、時には対応に苦労するかもしれません。

「食欲が旺盛な子ども」の行動

「食べ物への反応が敏感」な子は、お菓子が並んでいるのを見て、**親を説得できそうだと思うと、必ず欲しがる**でしょう！

よくあるのはこんなシナリオです。

スーパーに行って最後にレジをすませようとすると、小さなわが子が、チョコレートバーなどが並ぶお菓子の棚に釘付けになり、5分も立ち往生する……。おねだりパワーはすさまじく、「だめ」と言おうものならすぐにかんしゃくを起こします。

または、お皿によそってもらった食事が気に入ると、2度、3度、4度とお代わりをせがむこともあるでしょう。

おやつや食事を心から楽しんでいる子は、それを恥ずかしがらずに表現します。食べることが純粋な喜びだからです。さらに、未知の食べ物にも興味があり、なんでも積極的に口にするタイプなら、食事の時間はおおむね楽しく過ごせるでしょう。

食べるのがとても速い。このタイプは、こちらが何時間もかけて用意した食事をあっというまに平らげてしまうことがあります。お皿の上で食べ物をもてあますことはなく、もりもり食べはじめます。

精神的に動揺することがあっても、食欲を失わない。それどころか、ふだんよりさらに食べることさえあります。食べ物が大好きで、大きな喜びを得られるため、動揺したときには気分を良くしてくれる効果があるからです。

ほとんどの子は「不健康な食べ物」のほうが好き

もちろん、子どもがどちらかのタイプにきっちり分類されるとはかぎりません。実際には、不健康な食べ物（キャンディ、ポテトチップス、ケーキ、アイスクリームなど）はよく食べるのに、ほかの食べ物（野菜など、たいていは親がいちばん食べて欲しいと思っているもの）となると、信じられないほど好き嫌いが激しくなることは珍しくありません。

みなさんのお子さんにも思い当たるところがあるでしょう。

残念ながら、**ほとんどの子どもは健康的な食べ物より不健康なものが好き**です。これは親が抱える永遠の課題です。子どもたちが不健康な食べ物を簡単に手に入れられる現代ではなおさら深刻です。

それでも、食欲が旺盛なお子さんや食欲が乏しいお子さんには、食に関して、今説明したような特徴的行動が見られるものです。

みなさんの赤ちゃんやお子さんはどんなタイプでしょう？　「付録」（363ページ）のBEBQ（生後6か月まで）やCEBQ（1歳以上）に回答し、確かめてみましょう。

自分の子に「最も適した食事の与え方」をする

子どもによって食欲が大きく異なるなら、親が食事を与える難しさも子どもによって変わってくるということです。

食欲に乏しく、何でも嫌がる子なら、食事は根競《こんくら》べのような、遅々として進まないストレスに満ちた作業に感じられるかもしれません。

食欲旺盛なお子さんなら、食事は楽しい時間になるかもしれませんが、食べ物を次々と欲しがることに対処するのは同じくらい骨が折れることもあります。

それぞれの子の食事に対処できるような、「万能のアドバイス」は存在しないのです。すべてはタイプしだいであり、**食事の与え方は各タイプの特性に見合ったものにすべき**です。

これこそが本書の目的なのです。

私たちは、赤ちゃんと子どもたちのさまざまな食のスタイルに関する情報をお伝えし、みなさんが最も適した食事の与え方をすることで、お子さんの食欲に確実に対応できるようにお手伝いしたいと願っています。

食べ物と「いい関係」をつくる

イギリス人の子ども428人について、4歳と11歳のときの食欲を調べた研究によると、**食欲は子どもの成長を通じてかなり変化の少ない特質**であることが明らかになっています[3]。食欲に欠ける幼児は食べ物にあまり興味がなく、ほかの活動に魅力を感じる子どもに成長する可能性が高くなります。

反対に、よく食べる幼児なら、食べ物が大好きで、食べることから大きな喜びを得る食欲旺盛な子どもになるでしょう。

ただし、**子どもの食欲を変えられないわけではありません**。

「ナリッシュ」という画期的な研究によると、乳幼児にある方法（「反応型授乳」――詳しくは第5章をご覧ください）を実践すると、子どもの食欲の発達に生涯続く大きな影響をもたらすことが明らかになっています[4]。

そのため、食欲が乏しい幼児が食欲旺盛になるとは言えないものの、食事の与え方によっては、**食べ物との関係性や将来口にするもの、適量を食べる能力を、大きく左右する可能性がある**のです。食べすぎる幼児にも同じことが言えます。適切な食事の与え方をすれば食欲を抑えられるのです。

「好き嫌い」を克服する

それから好き嫌いについて一言。好き嫌いはどうやら、子どもの発達においてあるパターンをたどることが研究からわかっています。まずは幼児期に現れ、就学前に悪化し、学童期にだんだんと軽減するのです（まれに大人になるまで続くこともあります[5]）。

ですから、**昨日まで問題ないように見えた子が、急に好き嫌いを言うようになっても、心配ありません。**これはよくあることで、多くの子どもにとっては正常な発達の一部です。だからといってストレスがないわけではありませんが（！）。

それどころか、好き嫌いへの対処は、食事にまつわる最大のストレスになりかねません。でも幸いなことに、**これはたいてい一過性のもので、成長とともに解消されるでしょう。**本書では全体を通して、お子さんが好き嫌いを克服するのに役立つ、とっておきの方法をお伝えします。

食欲が「体重」に大きく影響する

研究によって、食欲は幼児期の成長にきわめて大きな影響を及ぼすことがわかっています。

私たちは「ジェミニ」のおかげで、赤ちゃんの生後数か月の食欲とその後の体重増加の関係を初めて詳しく調べられるようになりました。

ミルクに敏感に反応し、授乳を大きな楽しみとし、飲むのが速く、**満腹感に鈍感な赤ちゃんは、過剰な体重増加の危険も高まります**。食欲が乏しい赤ちゃんは、体重の増加不良に陥る危険が高まります。

食欲に大きな差がある双子の体重増加を比較したところ、食欲が旺盛な子は食欲が乏しい双子のきょうだいよりも、誕生してから幼児期にかけて、ずっとはやく成長することがわかりました。[6] 幼児になるころには、生まれた直後の食欲に大きな差のあった双子の場合、**体重に1キロの差が見られました**。

これは小さな数字に思えるかもしれませんが、生後15か月の平均体重は約10キロなので、1キロは体重の10パーセントの差になります。大人で考えるなら、たとえば60キロと66キロの差です。もし自分の体重が10パーセント増えるか減るかしたら、もちろん自分で気づくでしょうし、友だちや家族もきっと気づくでしょう。

この研究は画期的なものでした。**生後間もない時期の食欲が、赤ちゃんの体重増加に決定的な影響を及ぼす**ことを初めて示したからです。これは体重が急激に増える赤ちゃんと、増加不良になる赤ちゃんがいる理由を説明しています。

また多くの研究結果が、食欲旺盛な幼児と年長の子どもたちは体脂肪が多く、過体重や肥満になりやすいのに対して、食欲が乏しい子どもたちは体脂肪が少なく、低体重か体重の増加不良に陥りやすいことを示しています。(7)

「食欲の調節」は手助けする必要がある

今では、赤ちゃんの将来の健康について、早い時期の最適な体重増加が非常に重要であることがわかっています。そこで、体重増加における食欲の重要性が明らかになったことを受け、**赤ちゃんが生まれた直後から食欲をうまく調節できるように手助けする必要性が認められています。**

これは本書の最大の目的でもあります。私たちは、みなさんが赤ちゃんの生後1日目から調節力を発達させられるように、授乳や食事の段階ごとに実用的な作戦を紹介していきます。

現代の食環境では、食べ物が大好きで、敏感に反応する子どもが食べすぎになりやすいのは言うまでもありません。**子どもたちはコマーシャルの絶え間ない攻撃のせいで、1日中食べ物の信号にさらされています。**しかも健康的なものではなく、砂糖と脂肪がたっぷりの食べ物の。

イギリスで2008年に行われた、子ども向けの食品コマーシャルに関する最大規模の研究では、子どもとその家族に人気の14のチャンネルのコマーシャルを5000時間記録しました。(8)宣伝を見たあとの食物摂取量を調査した18の実験的研究についてレビューを行ったところ、食品のコマーシャル（テレビとインターネット）を見た子どもたちは、そのあとの食事の量がいつもより増えることが明らかになりました[9]。**食品の宣伝を見ると、食べ物に敏感な子どもは食欲をかき立てられる**からだと考えられています。

ただし現代の肥満の原因となる環境は、テレビやインターネットだけではありません。日常生活のなかで大きな通りを歩いていれば、ほぼ確実に食べ物を見たり、においをかいだりするでしょう。食べ物に敏感な子は、こうしたきっかけで食欲をそそられます。実際、「ジェミニ」によって、食べ物に敏感な幼児は1日を通して食べる回数が多いことがわかりました[10]。

「好き嫌い」や「食欲」に沿って食べ物を与える

満腹になったことへの感受性（満腹感）が鈍い子どもたちも、やはり現代の食べ物をめぐる環境から悪影響を受けやすくなっています。このタイプは**食べ物が目の前にあるかぎり食べつづける**傾向があるからです。「ジェミニ」では、満腹感に鈍感な幼児は一度に食べる量が多くなることもわかりました[11]。

そこでこのタイプの子どもたちにとって、**必要量を上回る食べ物は、過食を促す**という意味で深刻な問題をはらんでいます。このところ、世の中では「1人分」の量が増えています（料理本でさえも）。また、食品はより多く買わせる売り方に力を入れています（「特大サイズはいかが？」

「2つの値段で3つ」など)。

満腹感に鈍感な子どもたちは、**量が多いときだけでなく、気が散る状態でも食べすぎになる傾向があります。**たとえば、テレビを見ながら食べたり、テーブルでiPadをいじりながら食べたりするときです。これは親なら知っておくべき、とても重要な情報であり、本書でも詳しくとりあげています。子どもに食事を与えるときは、その子の食欲の特徴を考慮しなければなりません。

本書では、食欲を刺激するきっかけに対処し、適量を保つ方法について、実用的なアドバイスと秘訣をお伝えします。

好き嫌いが激しい子どもと、いつもお腹を空かせている子どもでは、親が直面する問題はまったく異なります。それでも、**どんなタイプの乳幼児にも対処する方法があります。**食べる量が少なすぎることも、多すぎることもないようにする方法があるのです。

それを実践するうえでカギとなるのが**「反応型の授乳や食事」**です。この方法については各段階で詳しく説明します。

赤ちゃんの「食欲」についての誤解

食欲は遺伝子で決まるのか(先天的)、それとも幼少期の食の経験によって決まるのか(後天的)。

これは長年議論されてきた問題で、親にとってはかなり重大です。赤ちゃんの食欲がおもに初期の経験によって形成されるなら、親には大きな責任があります。食欲の形成において遺伝子が重要な役割を果たすなら、**赤ちゃんの生まれながらの食欲がどんなタイプなのか理解し、適切に対応することがさらに重要になる**わけです。

じつのところ、研究者と医療関係者のあいだには、どんな赤ちゃんにもミルクを飲む量を完璧に調節する能力が生まれつき備わっている（赤ちゃんは必要な量だけを飲む）という考えが蔓延《まんえん》しています（**根拠はほとんどありません**）。赤ちゃんはお腹が空けばいつでもミルクを飲み、いっぱいになったらすぐにやめるというわけです。

そしてこの食欲の調節力は学習によって発達し、それを左右するのはおもに親であると考えられているのです。赤ちゃんが空腹と満腹の合図を発するたびにすぐに対応し、発達上、適切な授乳を行えば、赤ちゃんは必要に応じて飲む量を調節する方法をすばやく学びとる、という理屈です。それが食欲の調節力を発達させ、最適化するためのプロセスだと考えられています。

この見方によれば、赤ちゃんの食欲の調節力に関して親の責任はきわめて大きいことになります。しかし、すべての赤ちゃんに完璧な調節力を発達させる潜在能力があり、親に妨害される場合のみそれが損なわれるというのは本当なのでしょうか？

この背景には、すべての赤ちゃんは同じ条件で生まれ、食欲の調節力の大部分は後天的に身につくものだという考えがあります。

「遺伝子」が食欲に強く影響する

「ジェミニ」によって双子を調べた結果、私たちは先天的か後天的かの問題について答えを得られました。**一卵性双生児は二卵性双生児に比べて、食欲のあらゆる面ではるかによく似ている**とわかったのです[12]。つまり、赤ちゃんのミルクに対する欲求の違いの多くが、じつは遺伝子に基づいていたのです。

これは最近の発見ですが、食欲の大部分が生理的にコントロールされていることを思えば理にかなっています。

空腹や満腹の感じ方は、脳の2つのシステムによってコントロールされています。ひとつはおもに脳の視床下部と呼ばれる部分と、食べ物に価値や喜びをどう感じるかによってコントロールされる「恒常性システム」、もうひとつはおもにドーパミンを生成する中脳辺縁系経路によってコントロールされる「快楽システム」です。私たちの食欲は、グレリン（空腹ホルモン）やレプチン（満腹ホルモン）といった複数の食欲ホルモンが、脳内のこれらのシステムを調整することによってコントロールされています[13]。

科学者はまた、満腹感への感受性と食べ物への反応に影響を与える**遺伝子が、脳の食欲をコントロールする領域でとくに高度に発現する**ことも解明しています[14]。赤ちゃんの遺伝子が食欲にそれほどまでに強く影響するという事実は、親にとって大きな意味をもっています。みなさんに必要なのは、お子さんがどんな食欲をもって生まれたのか理解し、それにふさわしい対応をすることです。

「好き嫌い」も遺伝に大きく左右される

「ジェミニ」では、幼児期の好き嫌いと感情的過食・感情的小食の先天性と後天性についても着目しました。**好き嫌いがじつは遺伝的要因にかなり左右される**ことを知れば、偏食の幼児を育てている方には多少のなぐさめになるでしょう。あなたのせいではないのです！

お子さんの好き嫌いが激しいと、わが子の食の問題について自分が批判されているような、うしろめたい気分になるかもしれません。これが遺伝的傾向だとわかれば、少しは気が楽になるのではないでしょうか。幼児のなかには、たまたま好き嫌いが多い子がいるだけなのです。ただし、幼児の食べる量が感情に左右されて増減するとき、遺伝子はあまり関係ありません。[15] **これを決めるのは生まれて間もない時期の経験**です。また、こうした行動に、親の選択が非常に大きな影響を与えることもわかっています。

現在、幼児のいる1000組の家庭を対象としたある大規模な研究が行われており、私たちはこれを利用してノルウェーの研究者たちと次のことを明らかにしました。

つまり、**ぐずったときに食べ物をもらってなだめられていた幼児は、大きくなったとき、感情をコントロールするのに食べ物に頼りやすくなる**、ということです[16]。ぐずった乳幼児をなだめるには、ミルクや食べ物を用いるのではなく、ほかの方法を見つけることが大切です。具体的な方法は後の章で説明します。

食べ物の「与え方」で食欲を調整できるようになる

では、赤ちゃんの食欲のほとんどの特徴が遺伝に基づいているとしたら、食欲は変えられないのでしょうか？

答えはノーです。遺伝的要因が強いものは修正できないというのは誤解です。まったくそんなことはありません。遺伝子が赤ちゃんの食欲に強く影響するということは、食欲旺盛になったり、授乳や食事に苦労する子どもになったりする傾向をもって生まれたという意味にすぎません。**遺伝子がどれだけ影響するかは、赤ちゃんが早い時期に栄養と授乳の面でどんな経験をするかに左右されます**。

たとえば、遺伝的に肺がんになりやすくても、喫煙しなければ発症する確率はかなり低くなります。赤ちゃんの遺伝子は食欲のポテンシャルを決めますが、初期の環境的経験が調節装置として機能するのです。

脳の食欲制御システムは胎内で発達しはじめ、生後数週間から数か月のあいだにさらに発達します。この時期の栄養と授乳と食事に関する経験は、赤ちゃんの食欲に重大な影響を及ぼし、しかもそれが生涯続く可能性があることがわかっています。つまり、**妊娠中の母親の栄養状態と、赤ちゃんの初期の栄養状態（授乳と食事をめぐる経験）が重要**なのです。

赤ちゃんに「何」を（母乳なのか粉ミルクなのか、初めての離乳食は何にするのか）、「どう」与えるのか（どんな作戦で与えるのか）。じつはこれこそが、初期の食欲の調整力と食べ物との関係性にきわめて大きな影響を及ぼします。親にとって本当に大切なのは、**赤ちゃんの食欲を理解し、その子ならではの食のスタイルにあった作戦を立てること**です。赤ちゃんの食欲を理解し、的確に対応することは、お子さんが生涯続く健康的な食習慣を発達させるのをサポートする基礎にほかなりません。

本書はこれを実現する最良の方法について、科学的根拠に基づいたアドバイスをお伝えします。

乳幼児は「嫌いなもの」は断固として食べない

赤ちゃんが食べ物に「どう」反応するか（どのくらいの量をどのくらいの頻度で食べたがるか）は、体重増加の原動力になりますが、「何」を食べるかも大切です。食事が重要なのは誰もが知るところです。結局「**私たちは食べたものでできている**」のですから。

全世界の健康問題の約10パーセントは、粗悪な食事が原因だとされています。[17] また赤ちゃんにとって、おそらく**人生のどの時期にもまして最初の1000日間の栄養が重要**であることも研究によって示されています。[18] 赤ちゃんが早い時期に口にするものが健康やその時点の発達を決めるだけでなく、成人期へうまく移行できるかどうかも左右するのです。

とくに**生まれてから最初の2年間は、脳の発達にもとても重要であり、適切な栄養が欠かせません。**[19]

一方で、赤ちゃんの初期の栄養状態と成長は、将来の健康を「プログラム」し、肥満のほか、心臓疾患や2型糖尿病などの代謝性疾患を発症する危険性に大きな影響を与えることもあります。[20] そこで、健全な発達を左右するこの時期に最適な栄養を与えれば、子どもは最良の状態で人生をスタートできるでしょう。

これは口で言うのは簡単ですが、親なら誰でも知っているように、**子どもに健康的なものを実際に食べさせるのは大変なことです。**私たちが実際に何を食べ、何を避けるかを決めるのは食の好み（食べ物の好き嫌い）にほかなりません。そしてこれは大人より乳幼児のほうがさらに顕著でしょう。

彼らは気に入らないものは断固として口にしません。かといって、言い聞かせるわけにもいきません。嫌いなものが健康にいいとは、まだ理解できないからです。

自然に「甘いもの」を好み、「苦いもの」を嫌う

そこで浮上するのが、乳幼児に健康的な食べ物を気に入ってもらうにはどうすればいいのか、という問題です。この問題を解決できれば、子どもは健康的なものを食べてくれるでしょう。本書の目的はまさにそこにあります。

みなさんが直面する最大のハードルは、**乳幼児がとくに嫌うのは、こちらが食べて欲しいと思う健康的な食べ物**だということです。典型的なのは野菜ですが、なかでもホウレンソウなど苦みのある緑の野菜は嫌われます。研究により、**乳幼児は大人より甘いものをはるかに好む**ことが明らかになっているため、幼い子どもの扱いはさらに厄介です——甘ければ甘いほど喜ぶのですから。[21]

好き嫌いがどんなに激しい子でも、チョコレートやアイスクリームを差し出されて嫌がることはほとんどありません。このような味覚の傾向は、進化の観点から見ると理にかなっています。**甘いものを好み、苦いものを嫌うのは、弱い乳幼児が生き延びるうえで役立つ特性**なのです。

甘い食べ物には糖分が含まれています。つまり成長を促すエネルギーが多く、子どもが甘い食べ物に引きつけられるのは好都合なのです。

一方で、有害な毒素を含む食べ物は苦く、食べるのが危険だと知らせてくれるため、苦いものへの嫌悪は危険回避に役立ちます。

こうした傾向は、乳幼児に健康的な食べ物を好んで食べてもらう妨《さまた》げになりかねません。それでも心配はいりません。わが子に健康的なものを好きになってもらう秘訣はたくさんあります。

たとえば、**離乳食を始めるときは苦い味の野菜から始めましょう**。まだ何も食べたことのない赤ちゃんは、この世にチョコレートがあるのを知らないのですから（野菜を食べさせる秘訣については、第8章と第9章で詳しく説明します）！

本書ではこのような作戦を折にふれお伝えします。

離乳期には「未知の味」を積極的に受け入れる

乳幼児が特定の食べ物を試す積極性についても、発達にともなう変化があります。一般的に、幼児より赤ちゃんのほうが未知の食べ物（味覚と舌触の点で）をかなり積極的に試します。それが**生後20か月くらいになると、見慣れないものを食べることにひどく用心深くなります**。それどころか、食器や調理法の違いなど、見た目がほんの少し変わっただけでも拒絶することもあります。

これは「ネオフォビア」と呼ばれる発達段階です。生後20か月から6歳くらいまでの子どもたちにかなりよく見られますが、おもに視覚的になじみのない食べ物をことごとく拒みます。[22]幼児はつい昨日までおいしそうに食べていたものを嫌がることがありますが、これが原因です。そして親にとっては、新しいものを試させたり、好きになるようにしたりするには、幼い赤ちゃんよりも少し大きくなった子どものほうがずっと大変です。

赤ちゃんが新しい味をいちばん積極的に受け入れるのは離乳の時期です。

ただし、食感についてはタイミングがさらに重要です。最初の1年間にさまざまな食感を経験していない赤ちゃんは、この時期を過ぎると新しい食べ物を受け入れるのが難しくなります。これは子ども時代の後期になっても続く場合があります。

このタイプの赤ちゃんは、食感がなめらかではないものを嫌がる傾向があります。たとえば果物や野菜、たんぱく質を含む食品など、よく嚙む必要があり、飲み込むのが大変なものなど。これは発話の発達にも影響を与えます。

早い段階でなるべく「多彩なもの」を食べさせる

そこで**離乳食の開始後は、早い段階でなるべく多彩なものを食べさせることが重要**です。そうは言っても、1歳を過ぎると事態はやや難しくなります。

赤ちゃんが、口にしても安全なものがどれかを学ぶおもな方法は、親を観察することです。まずは親に試してもらい、問題ないことを確認したがっています。みなさんはすでに、お子さんがよく大人のまねをすることに気づいているでしょう。食についても同じです。あなたが何かを食べるところを見ると、赤ちゃんもそれを食べたいと思うようになります。いわゆる「代理学習」と呼ばれるものです（266ページ参照）。

そこで、**赤ちゃんに新しいものを食べさせたいときは、あなたがさりげなく目の前で食べてみせましょう**。心からおいしそうに食べている印象を与えるとさらに効果的です。

すべての乳幼児に共通の傾向が見られるため、食の好みは人の遺伝子に書き込まれていて、乳幼児は同じものを好んだり嫌ったりすると思えるかもしれません。ところが実際には、月齢が同じでも好みには大きな個人差があります。甘いものを好み、苦いものを嫌う一般的傾向はありますが、あくまでも子どもによりけりです。

注目すべきは、**それぞれの赤ちゃんの好みは驚くほど一貫していて、幼児期から大人になるまでずっと変わらない**ことです。そこで、そもそも好みはどこから来るのかという疑問がわきます。先天的なものなのか、それとも後天的なものなのか？

私たちは「ジェミニ」によってこの疑問に答えられるようになりました。

好き嫌いは「この順番」で問題になる

「ジェミニ」の双子たちが3歳になったとき、114種の食品について子どもたちがそれをどれだけ好んでいるか保護者に回答してもらいました。

主要な食品群に対する幼児の好みが、先天的なものか、後天的なものかという問題について、過去最大の調査を行うためです。食品群の内訳は、野菜、果物、たんぱく質（肉や魚）、乳製品（チーズやヨーグルト）、でんぷん質（パンやパスタ）、ジャンクフード（チョコレートやアイスクリームなど、糖分や脂肪を多く含む食品）です。[23]

この調査から、遺伝子は幼児の食の好みの形成において一定の役割を果たすことが明らかになりました。ただし、**遺伝子が幼児の好みに与える影響は、ジャンクフードや乳製品、でんぷん質の食品に比べ、野菜、果物、たんぱく質のほうが大きい**こともわかりました。

これは偏食について理解を深めるうえで重要な発見となっています。なぜなら、好き嫌いの激しい子どもたちは、野菜、果物、動物性たんぱく質の食品（肉と魚）の順に問題を抱えているからです。

一方で彼らは、脂肪や砂糖が多い食品、炭水化物（パンやパスタ）、乳製品（ねっとりした果肉入りヨーグルトは除く）は問題なく食べられます。ビスケットを食べさせるときは何の励ましもいらないのに、サヤインゲンを食べるように説得するとなるとひどく苦労するものです。

これは、**子どもの偏食を引き起こす遺伝子の多くが、野菜と果物を嫌う原因となる遺伝子と同じ**だからです（これらの遺伝子のせいで、ジャンクフードや乳製品、でんぷん質の食品を嫌いになることはありません）。

食べ物を警戒する「本能」が邪魔をする

どうやらすべては、食べ物を避ける特性の「裏返し」のようです。「毛嫌いする」遺伝子があると思ってもいいかもしれません。野菜や果物、肉や魚をえり好みしたり、嫌ったりする一連の行動は、いわば子どもたちの強い警戒心を反映しているのかもしれません。

というのも、たんぱく質を含む食品は、重病をもたらす細菌の最大の源であり、野菜と果物には危険な毒が含まれていることがあるからです。**警戒心がとくに強い子は、食べ物を含め、自分に害をもたらしそうなあらゆるものに恐怖を感じています。**

つまり親からすると、こうした食べ物を食べさせるのは多少なりとも生物学的しくみに抗《あらが》うことになるので、やや苦労するかもしれません。それでも、遺伝子がすべてを決めるわけではありません。お子さんにこれらの食品を食べさせることはできます。ただ少しばかり努力が必要なだけです。

「ジャンクフード好き」は、早い時期の経験が大きな原因

また重要なことに、「ジェミニ」のおかげで、成育環境（初めての離乳食の内容や、親や家族などが食べているもの、食べ物に対する親の態度など、早い時期の食にまつわる経験）が大切なこともわかりました。野菜、果物、たんぱく質を含めたどんな食べ物でも、子どもたちが好きになるか嫌いになるかは、少なくとも遺伝子と同じくらい環境が重要だとわかったのです。

それどころか、**幼児がジャンクフードを好むようになるのは、じつは早い時期の経験が圧倒的に大きな原因**になっています。こうした食べ物への嗜好《しこう》はほとんどが後天的に身につくものであって、遺伝ではありません。つまり親であるみなさんには、わが子の食の好みを形成し、お子さんをできるだけ健康にするチャンスがあるのです。

「赤ちゃんに健康的な食べ物を好きになるように教えられる？」

答えはイエスです。子どもがある食べ物を好きになるには、カギとなるプロセスが2つあります――**親しみを感じることと、それが安全だと確信すること**です。[24] 乳幼児にある食べ物を好

きになってもらうには、何度も経験させるのがとくに効果的です。実際に味わい、食感に慣れる必要があるのです。**さまざまな味と食感を経験させることで親しみが生まれ、結果的に好きになる**ことへとつながります。

最近、多くの人を驚かせた発見がありました。このプロセスはどうやら、胎内にいるときから始まるようなのです。**母親が食べたものの風味が羊水に伝わり、赤ちゃんはそれを飲み、あらゆる味を経験します**[25]。つまり赤ちゃんは、命を授かったその時点からさまざまな味の海のなかを泳いでいるのです。

胎児の味蕾《みらい》はわずか13週から15週目に発達しはじめ、28週までには毎日1リットルの羊水を吸ったり吐いたりするようになります。実験によると、ニンニクやアニス実、ニンジンなどの味は羊水に達し、胎児に伝わるほど残ることがわかっています[26]（73ページ参照）。

妊娠中にひどく嘔吐《おうと》した母親の赤ちゃんはしょっぱいものを好む、というかなり興味深い発見がありますが、これは羊水の味が変化するという事実によって説明できそうです。母親が嘔吐によって脱水症状を起こすと、羊水がややしょっぱくなると考えられるからです[27]。

赤ちゃんは誕生するその日までさまざまな味を経験し、誕生後は授乳が始まります。

母乳の場合は母親が食べたものの味が反映されるため、赤ちゃんは母親が食べたものを引きつづき味わうことになります。

粉ミルク（または液体ミルク）で育てるなら、赤ちゃんはいちばんよく飲むミルクの味を気に入るようになり、少し大きくなってからもその製品の特徴的な風味を好む傾向が見られるでしょう(28)。

赤ちゃんの食の好みは、離乳食の時期に経験する食べ物によってさらに形成されます。特定の食べ物を積極的に食べられるようにするには、**最初に口にするものがとくに重要**です。この**早い時期に野菜をたくさん食べさせれば、その後も野菜を食べるようになる**でしょう。

第１章のまとめ

- ミルクや食べ物に対する乳幼児の態度には個人差があります。
- 満腹感に鈍感で、**いつも飲みすぎたり食べすぎたりする子がいます**。こういったタイプは１回分の量が多すぎると過剰に摂取しやすくなります。
- ミルクや食べ物に強く反応する子がいます。おいしそうな食べ物を見たり、においをかいだり、味見をしたりすると食べたがります（または食べすぎてしまいます！）。このタイプはいつもお腹をすかせ、**機会があればいつでも食べるので、食べすぎる傾向があります**。
- 食欲が乏しく、食べ物にあまり興味のない幼児は好き嫌いが多く、神経質で、野菜や果物、たんぱく質の多い食品を嫌う傾向にあります。食事の質は悪くなりがちです。
- 食欲の差は、赤ちゃんの体重増加のスピードの個人差の原因になっていると考えられます。

- 赤ちゃんにミルクや食事を与えるときは、**その子の食欲がどんなタイプなのか理解し、必ずそれに対応すること**が大切です。
- 赤ちゃんの好みは早い時期の経験に左右されます。しかも**早い時期とは、胎内にいるとき**を意味するのです！
- 赤ちゃんはなじみのあるものを食べます。羊水と母乳には母親が食べたものの味が伝わるため、赤ちゃんは胎内にいるときと母乳を飲んでいるときに、母親が食べたものを味わうことになります。さらに**離乳食によって食の好みが形成される**ため、最初に何を食べさせるかがカギになります。

これから先の章では、あらゆるタイプの子に対処する方法と、赤ちゃんが健康的な食の好みを確実に身につける方法について、科学的根拠に基づいた秘訣を紹介します。

PART 1

「妊娠」したら何を食べればいい？

あなたが妊婦さんなら、妊娠中は何を食べて何を飲み、どれくらい運動すべきかについて、矛盾するアドバイスが山ほどあることにお気づきでしょう。

初めてのお子さんなら、妊娠という経験はすべてが未知で、妊娠期間をどう健康的に過ごし、赤ちゃんが生まれたら何をすべきか適切なアドバイスを探しているかもしれません。

今では、**母親の妊娠中の栄養と体重増加が、母体の健康だけでなく、赤ちゃんの長期的な健康にも影響することがわかっています。**[1] このパートではこれをふまえ、妊娠中の健康的な食生活と安全な運動について正しい知識と実用的なアドバイスを提供し、それらが母子にもたらす効果について説明します。

第2章

「お腹」にいるとき

赤ちゃんは羊水で好みを覚える

妊娠期間はお子さんの人生の最初の時期であり、親にとっては期待がふくらむと同時にかなり大変な時期でもあります。いくらかの不安と、たくさんの疑問を抱くことでしょう……。

- 食欲がとまらなくなる?
- 気持ちが悪くなる?
- 何を食べるべき?
- 妊娠中に運動してもいい?

・体重はどのくらい増える？

この章では、**妊娠中の栄養に関するアドバイスと、健康的な体重増加についての知識**をお伝えします。これはあなたにとっても、赤ちゃんにとっても大切です。

また、気分が悪いときや食欲を抑えられないときでも、健康的な食生活を送るアイデアをお伝えします。

妊婦の食事は「胎児の好み」に影響する

赤ちゃんの成長と発達について、妊娠中の健康的な食事がとても重要なことは、すでにご存じだと思います。母体だけでなく、成長中の赤ちゃんが必要とするエネルギー（カロリー）と栄養を満たさなくてはならないからです。**妊娠中の質の悪い食事は、母親に悪影響をもたらしかねません**。

たとえば、妊娠糖尿病（妊娠中に初めて発見された糖代謝異常。早産や妊娠高血圧腎症など、母子に合併症をもたらすおそれがある）、鉄欠乏性貧血、妊娠高血圧腎症などです。

それから赤ちゃんにとっても、出生時の体重過多や低体重、神経管閉鎖障害（二分脊椎症《にぶんせきついしょう》など）、発育不全、急激な成長などを引き起こすおそれがあります。[2]

また多くの人にとっては意外なことに、**妊娠中の母親の食事は、胎児の食欲や食の好みにも影響**を与え、結果的に赤ちゃんが肥満になるリスクや、将来の健康状態にまで影響を及ぼす可能性があります。したがって妊娠中はできるだけ食に気を配りましょう。

小さく生まれた子も大きく生まれた子も「過食」の傾向がある

赤ちゃんの食欲の調節力は胎内で発達しはじめ、生後数週間から数か月にかけて成熟していきます。食欲の調節力（空腹感と満腹感、食べ物への反応）は、おもに脳の「視床下部」と呼ばれる部位によってコントロールされます。赤ちゃんが早い時期に子宮のなかでとり入れる栄養は、食欲の調節力にきわめて大きな影響を及ぼす可能性があるのです。

妊娠中に栄養を十分にとっていなかったか、とりすぎていた母親は、妊娠期間に対してそれぞれ小さな赤ちゃんか大きな赤ちゃんを産む傾向にあります。(3) 小さすぎたり大きすぎたりする状態で生まれると、赤ちゃんが将来的にさまざまな病気を発症するリスクを高めることになります。

それからこんな報告も相次いでいます。小さく生まれた赤ちゃんと大きく生まれた赤ちゃんは、どちらも胎内での発育の初期段階で脳内の食欲を司る《つかさど》回路が乱され、そのため過食になり、糖分や脂質を多く含む食べ物を好む傾向が表れるというのです[4]。

どうやら**栄養が過剰でも、不足していても、食欲をコントロールする同じ神経回路に永続的な変化がもたらされる**のです。また、これには「レプチン」という主要な食欲ホルモンが関わっていると考えられています。レプチンは脂肪細胞によってつくられ（脂肪が増えるとレプチンも増加）、脳内で空腹感と満腹感を調整する基本的な役割を果たしています。よく「満腹ホルモン」と呼ばれますが、一般にレプチンが多いと空腹を感じにくく、少ないと空腹を感じやすくなるからです。

研究によると、妊娠中に母親の栄養状態が悪く、小さく生まれた赤ちゃんは、生まれた時点でレプチンの量がかなり少なく、**そのせいで空腹感が強いことが示されています**。また、視床下部に変化が起きることで、食欲が永続的に増加することも示唆《しさ》されています[5]。

こうした発達上の変化が起きるのは、赤ちゃんの誕生時に体が食料不足を予知し、旺盛な食欲によって食料が乏しい環境でも生存上優位に立てるようにするためだと考えられています。

小さく生まれた赤ちゃんが、早い段階で急速に成長するのは、この増進した食欲が原因です（「追いつき」成長と呼ばれています）。問題は、**小さく生まれた赤ちゃんが実際には食べ物が豊富な（食料不足ではない）環境に置かれると、結果的に肥満になるリスクが高まる**ことです。

かなり大きく生まれた赤ちゃんの食欲が増すのは、視床下部が何らかの理由でレプチンの働きに抵抗するからだと思われます。レプチンは豊富にあるため（脂肪の量が多いことを考えれば当然です）、本来なら視床下部に対して食欲を抑える効果を発揮するはずですが、それが損なわれているのです。現時点ではなぜそうなるのか不明ですが、肥満のリスクを高めていると見られます。

妊娠中の食事の味とにおいは「羊水」に伝わる

母親が妊娠中に口にしたものの味とにおいが羊水に伝わることは、研究から明らかになっています。ある研究では、妊娠中の女性たちを対象に、半分はニンニク入りのカプセルを、もう半分には偽薬《ぎやく》のカプセルを飲んでもらいました。そして成人の回答者たちに羊水をかいでもらったところ、**ニンニクのカプセルを飲んだ女性たちの羊水のほうが、偽薬を飲んだ女性たちの羊水よりにおいが強い**と判断されました[6]。

また、実験的研究から、赤ちゃんは胎内で特定の食べ物にさらされると、それらを受け入れ、積極的に食べる傾向が高まる可能性が示されています[7]。

こうした結果をふまえると、**妊娠中に野菜と果物をたくさんとり入れた健康的な食生活を送れば、赤ちゃんがそうした食べ物を受け入れて好きになる可能性が高くなる**かもしれません。妊娠中に良質な栄養をとることは、母子のどちらにとっても良い効果をもたらしてくれるでしょう。

「適度な範囲」でしっかり食べる

妊娠中の健康的な食事は、赤ちゃんに十分な栄養を届け、赤ちゃんが順調に発達し、健康的な体重で生まれるために欠かせません。一般的に、妊娠した時点で痩せている女性は、太りぎみの女性よりも体重を増やすべき理由があります。一方で、太りぎみの女性は**妊娠中に無理なダイエットをしてはいけません**。

体重増加の内訳は、赤ちゃんと胎盤、羊水が約35パーセントを占めます[8]。それ以外は母体の血液量の増加、乳房組織の発達、脂肪の増加などです。脂肪は授乳に備えて2～5キロ分ほど増えます（母乳をつくるためにエネルギーの蓄えを増やす必要があるため）。

アメリカのガイドラインによると、約50パーセントの女性が妊娠中に体重を増やしすぎていると考えられています。これは母子に、次のような問題をもたらしかねません。

- 帝王切開せざるを得なくなる。
- 出産後の体重停滞（妊娠時に増えた体重が戻らない）。
- 在胎週数に対して大きく生まれる（90パーセンタイル以上〔同月齢の乳児100人のうち、小さいほうから90番目以上〕）、または巨大児として生まれる（出生時の体重が4キロ以上）。

- 幼年期の過体重または肥満。[9]

妊娠中に体重を増やしすぎないようにしましょう（簡単ではありませんが）。妊娠中の過剰な体重増加は、全般的な食べすぎと、脂質と糖分を多く含む食品の食べすぎがほとんどです。そのため、妊娠中はきちんと食べつつも、積極的に体を動かすように心がけましょう。

妊娠中はどんな「栄養」をとればいい？

妊娠中の健康的な食事とは、赤ちゃんが必要とするものを満たし、自分の健康を保てるように、**幅広い食材をバランスよく食べて、栄養を十分に蓄えること**です。また、適量を食べることも重要です。

◯「カロリー」はたいして増やす必要はない

妊婦は「2人分食べる」べきだとか、食べないといけないと広く信じられています。そしてなかには、カロリーを本当に2倍近くとっている女性もいます。[10]

ところがこうした通説に反して、**妊娠初期にはカロリーの摂取量をほとんど増やす必要はあ**

りません。

国際産科婦人科連合（FIGO）では、妊婦は食事の量を増やすより、質を高めるようにと推奨しています。※(11)

○「いい脂肪」を必ずとる

脂肪は体内で構造的機能と代謝機能を担うと同時に、体内では合成できない必須脂肪酸の源でもあります。また、体がビタミンAやD、Eといった栄養素を吸収するのを助ける働きもあります。摂取して体内で使われない脂質は体脂肪として蓄えられることになります。

また、脂肪には「良い」脂肪と「悪い」脂肪があります（詳しくは285ページ参照）。

飽和脂肪酸は不健康な脂肪なので制限すべきです。

これはバターやクリームなどの動物性脂肪に含まれています。チョコレートやポテトチップス、ビスケット、アイスクリーム、ケーキなどは飽和脂肪酸が多いことがほとんどです。

それに比べて、**多価不飽和脂肪酸（PUFA）はずっと健康的で、赤ちゃんの脳と目の発達に欠かせません**。食事で必ず摂取することが大切です（少量でかまいません）。

これは脂肪分の多い魚（ただしキンメダイや本マグロなど、水銀を含む魚は避けましょう）や、一部の植物油（アマニ油など）、一部のナッツやシード（クルミや亜麻の種子など）に含まれています。

○「炭水化物」は胚芽米や胚芽パンがいい

炭水化物は体のエネルギーとなり、器官や筋肉がうまく機能できるように手助けします。これは、妊娠中、最大のエネルギー源にすべきものです。

なぜなら、**炭水化物は分解されると単糖となって胎盤を通過し、母体と成長中の赤ちゃんにエネルギーを供給する**からです。

ポイントはグリセミック指数（GI）が低い炭水化物を選ぶこと。そうすれば食後の血糖値の上昇がゆるやかになります。一般的に、「低GI食品」はGI値が55以下のものを指し、〔胚芽米をはじめ〕大豆製品やインゲン豆、ソラ豆、レンズ豆、未加工の果物（ジュースは不可）、パスタ、胚芽パンなどが含まれます。

できれば、**穀物は精白されているものではなく、全粒のものを選びましょう**。全粒の穀物は消化と吸収、代謝がゆっくりと進むため、血糖値の上昇を低く抑え、ゆるやかなものにしてくれます。

つまり、血糖値の急激な上昇や低下を防ぐことになり（血糖コントロール）、これは赤ちゃん

※監修者より

日本ではエネルギー摂取量について、妊娠初期は1日50キロカロリー、中期は250キロカロリー、後期は450キロカロリー増やすことが推奨されています（厚労省「日本人の食事摂取基準2015年版」）。以下、特記のない日本の基準は同ガイドラインによる）。

の健康的な成長と発達にとって大切なのです。

妊娠中に低ＧＩ食品をとり入れた食事をすると**大きな赤ちゃんを産むリスクを減らし、母体の血糖値を改善してくれます**[12]。また、低ＧＩ食品には、満腹感をより長く持続させる効果もあります。

◯「たんぱく質」は欠かせない

たんぱく質は体の組織を構成する要素のひとつで、妊娠中にはより多くの量が必要になります。**妊娠中の食事にはたんぱく質を欠かさないことが大切**です。たんぱく質が豊富に含まれているのは赤身の肉、魚、鶏肉、乳製品です。ベジタリアンなら、豆類（レンズ豆、ソラ豆、インゲン豆など）や大豆食品（豆腐や枝豆など）、ナッツ類、シード類、ナッツバターをとり入れるようにしましょう。

◯「食物繊維」が妊娠中の便秘を防ぐ

食物繊維には2種類あります――水溶性と不溶性です。**水溶性食物繊維は水に溶け、便通を促して便秘を予防します**。含まれている食品は穀物（オーツ麦や大麦）、果物（バナナやリンゴ）、豆類（ベイクドビーンズやヒヨコ豆）、根菜（ニンジンやジャガイモ）などです。

不溶性食物繊維は水には溶けません。分解されないまま腸を通り、ほかの食べ物が消化器官をよりスムーズに移動するのを助け、腸を健康に保ちます。全粒粉パン、パスタ、胚芽米、ナッツ類、シード類などに含まれています。

妊娠には便秘がつきものです。プロゲステロン（黄体ホルモン）の増加によって平滑筋《へいかつきん》という内臓の筋肉がゆるみ、食べ物が腸を通るのが遅くなるからです。改善には**食物繊維を多めにとり、水分を十分にとり、無理のない運動をする**といいでしょう。※

また食物繊維には、妊娠糖尿病や妊娠高血圧腎症のリスクを減らす可能性があることを示唆するデータもあります。(13)

○ 最初期には「葉酸」がとても大事

葉酸（天然のものは葉酸塩）とは、赤血球の形成に欠かせないビタミンB群のひとつです。とくに大切になるのは妊娠前と妊娠してからの最初の数週間です。

赤ちゃんは妊娠の早い段階で脊椎と神経細胞を急速に発達させますが、この時期に**葉酸が足りないと二分脊椎症など神経管閉鎖障害を発症するリスクが高まります。**また、葉酸は口唇口

※監修者より

便秘対策には、これとあわせてビフィズス菌や納豆菌などの有用菌をとることも大切です。

葉酸の摂取に適した食品（監修者より）

アサツキ（加熱）
アスパラガス（加熱）
枝豆（加熱）
オクラ（加熱）
春菊（加熱）
ブロッコリー（加熱）
ホウレンソウ（加熱）
モロヘイヤ（加熱）
アボカド（生）

※出典：国立健康・栄養研究所

蓋裂を防ぐのに役立つ可能性もあります。

そこで、英国国立医療技術評価機構（NICE）は、妊娠を予定しているか、妊娠が判明した女性は、1日400マイクログラムの葉酸のサプリメントを、少なくとも妊娠12週目まで飲むことを推奨しています。※(14)

妊娠後期では、葉酸は特定のタイプの貧血を防いでくれます。

葉酸は水に溶けやすく熱に弱いため、これを豊富に含んでいる食品でも、加熱すると半分以下になってしまいます。

○ 女性は「ビタミンB12」が不足してしまう

ビタミンB12は体の神経細胞と血液細胞を健康に保ち、DNAをつくるのに役立ちます。

魚、肉、卵、牛乳、乳製品など、動物性食品に豊富に含まれています。

女性は動物性の食品を食べないとビタミンB12が不足することがあります。

○日光に当たって「ビタミンD」をつくる

ビタミンDは健康的な骨と歯、筋肉に欠かせません。妊娠中は赤ちゃんの骨と免疫系、神経系が発達するうえで重要な役割を果たします。

妊娠中にビタミンDが足りないと、赤ちゃんが生後1か月間にビタミンDを蓄えられる量に影響を及ぼしかねません。

ビタミンDは一部の食品（赤身の肉、卵黄、脂肪分の多い魚など）に含まれていますが、ごくわずかな量なので食事から十分摂取するのはほぼ不可能です。

実際には、私たちはビタミンDの大半を太陽から得ています。**日光に当たると皮膚（皮下脂肪）がビタミンDを合成する**のです。

ビタミンDが不足した母親から生まれた赤ちゃんは、出生時の体重が少ない傾向があり、幼年期にアレルギーを発症するリスクが高くなります。(15)

妊娠中

※監修者より

日本の基準では、妊娠を計画している女性、妊娠の可能性のある女性及び妊娠初期に、1日400マイクログラムの葉酸をサプリメントや強化食品から摂取することが望ましいとされています。

「ベジタリアン」はどうすればいい？

ベジタリアンの方は、鉄やカルシウム、ビタミンB12、ビタミンDといった必須栄養素の多くが、動物性食品（赤身の肉、魚、牛乳、卵）に含まれていることをすでにご存じかもしれません。動物性食品を食べなくても、母子に必要な栄養をとることはできますが、念のため強化食品を食べ、サプリメントを飲むといいでしょう。

何が必要かはっきりさせるには、かかりつけ医か助産師にぜひ相談してみましょう。

ベジタリアン向けの優れた栄養源としては、次のようなものがあります。

- **たんぱく質**――豆類、大豆食品、ナッツ類、シード類、ナッツバター。
- **鉄**――全粒粉のパンや胚芽米、豆類（レンズ豆、ヒヨコ豆など）、豆腐などの大豆食品、緑色野菜、ドライフルーツ（アンズなど）、卵（ベジタリアン向け）。
- **カルシウム**――豆乳、白インゲン豆、アーモンド、ゴマ、ケール、ブロッコリー、チンゲン菜。
- **ビタミンD**――卵（ヴィーガン〔絶対菜食主義者〕でない場合）。
- **ビタミンB12**――無調整豆乳。

○「ビタミンC」でコラーゲンをつくる

ビタミンCも妊娠中の大切な栄養素です。軟骨や腱、骨、皮膚を構成するたんぱく質のひとつ、コラーゲンをつくるのに欠かせません。**妊娠中には必要な量が10ミリグラムほど増えるので、ビタミンCが豊富な食品をしっかり食べましょう。**柑橘《かんきつ》類、緑色野菜（ブロッコリーやケール）などがおすすめです。

○「ビタミンA」は視力と免疫系に効く

ビタミンAは良好な視力と免疫系を維持するうえで大きな役割を果たし、おもに2種類あります。

- **レチノール**――肉、魚、乳製品、卵などに含まれる。
- **ベータカロテン**――果物（アンズ）、野菜（ニンジン、ブロッコリーやケールなどの緑黄色野菜など）に含まれ、体内でビタミンAに変化する。

ビタミンAは母親が摂取する量が多すぎても少なすぎても、赤ちゃんの目や頭蓋、肺の発達異常を引き起こす危険があります。(16) そのため、ビタミンAを多く含むレバーやサプリメントは適量を心がけてください。

○「鉄」が足りないと早産のリスクが高まる

鉄はヘモグロビンをつくるのに必要です。

ヘモグロビンは赤血球中に存在し、酸素を全身に運ぶ役割を果たします。妊娠中の体は胎盤を維持し、赤ちゃんに酸素を届けるため、より多くの血液をつくり、血液の供給増加にあわせて鉄の需要も高まります。

血液が増えるということは、**鉄が足りないと体の器官や組織に十分な酸素が届かず、出生時の低体重や早産のリスクが高まり、将来の発育不全（身長の伸び悩み）につながりかねません。**[17]

そこで食事には鉄分の豊富な食材をとり入れましょう。

赤身の肉や鶏肉、豆類、濃い緑色の野菜などがおすすめ。タンニン（紅茶）、カルシウム（牛乳）、ポリフェノール（コーヒー）など、鉄の吸収を悪くする成分もあります。そのため、**鉄分が豊富なものを食べるときは、コーヒーや紅茶は控えましょう。**

○乳製品で「カルシウム」をこまめに補給する

カルシウムは骨を健やかに保つのに役立ちます。妊娠中はより多くのカルシウムが必要になりますが、体はカルシウムの吸収率を上げるように順応します。

カルシウムは牛乳、チーズ、ヨーグルトなどの乳製品に含まれており、**妊娠中はこうした食品をこまめにとると、十分な量を確保できる**でしょう。

乳製品以外でカルシウムが含まれているのは、ホウレンソウ、豆腐、エンドウ豆、インゲン豆、ソラ豆、レンズ豆、卵黄などです。※(18)

◯「ヨウ素」不足は知的障害の原因になり得る

ヨウ素は甲状腺ホルモンをつくり、代謝を調節する役割を果たします。脳の健全な発達にも重要で、世界的に見て、**妊娠中のヨウ素不足は知的障害のおもな原因**とされています。

おもな供給源は乳製品ですが、海産物にも含まれています。ただしとりすぎは禁物です。

◯「亜鉛」が赤ちゃんのさまざまな器官をつくる

亜鉛は酵素とインスリンをつくる役割を担い、赤ちゃんの体の器官や骨格、神経、循環系の形成を促します。肉、魚、卵、牛乳、豆類、ナッツ類、ほとんどのシリアルに含まれます。サプリメントを飲む必要はありません。(19)

※監修者より
日本では他にも小魚、コマツ菜、チンゲン菜、切り干し大根などが推奨されています。

妊娠中

妊娠中の「健康的な食事」とは？

妊娠中に母子に欠かせない栄養をすべてとろうとして、特別なものや、珍しいものを食べる必要はありません。

大切なのはバランスのとれた食事です。それでも、気分が悪いときや疲れているとき、抑えがたい食欲と闘っているとき、赤ちゃんの誕生に備えて日々多くのことに追われているときは、なかなか難しいものです。

公衆栄養学の独立した慈善機関であるファースト・ステップ・ニュートリション・トラストは、次の①と②の食品群を中心に食事プランを立てること、そして1日の食事の3分の1以上をこの2つの食品群から摂取することをすすめています。

① でんぷん質の多い食品

パン、パスタ、米、ジャガイモ、朝食用シリアル、麺など。とくに全粒のものや低GIのものを選びましょう。具体的には、全粒オート麦、胚芽米、タイ米、全粒粉パン、小ぶりの新ジャガイモ、全粒小麦のパスタなどです。

どれも優れたエネルギー源になり、食物繊維や鉄、カルシウム、ビタミンB群などさまざまな栄養素も含まれています。

②果物と野菜

毎日少なくとも400グラムは食べましょう。形態としては、生、冷凍、缶詰、乾燥、搾ったジュースを含みます。ただし、ドライフルーツと果汁には遊離糖類（フリーシュガー）が多く含まれていることを忘れないでください。

遊離糖類とは、食品に添加されている砂糖のほか、ハチミツやシロップ、甘みを加えていない果汁にも自然に含まれている糖類のことです。

妊娠中は血糖値を最適にするため、遊離糖類のとりすぎに気をつけてください。また、摂取するさいは食事と併せてとりましょう（ほとんどの果汁に含まれる豊富なビタミンCは、肉以外の食材からの鉄の吸収を助ける付加的な効果があります）。果物と野菜はビタミン、ミネラル、食物繊維の宝庫です。

ほかにも2つ、**妊娠中に欠かせない大切な食品群**があります。

③乳製品または代替品

牛乳、チーズ、ヨーグルトなど。毎日適量をとるように心がけ、できれば低脂肪、低糖質のものを選びましょう。

④ たんぱく質を多く含む食品

肉、魚、卵、豆類など。豆類を増やし、赤身の肉を選び、調理の段階で余計な油を加えないようにしましょう。

「脂肪、砂糖、塩」は量を抑える

脂肪、砂糖、塩を多く含む食品は量を制限しましょう。脂肪や砂糖が多い食品は栄養豊富な食品にかわって必要カロリーを満たしてしまい、妊娠中に必要な栄養をすべてとるにはカロリーオーバーになりがちです。また、脂肪については飽和脂肪酸の少ない食品を選び、できれば多価不飽和脂肪酸をとり入れましょう。

- **遊離糖類は1日につき30グラム以下に抑えるようにしましょう**（角砂糖約7個分）[20]。生の果物や野菜、穀物、シリアルにもともと含まれている糖分は遊離糖類ではないのでカウントされません。一般的に、食品ラベルには、糖類はトータルの量しか表記されていないので、遊離糖類の含有量はなかなかわかりません。参考までに、**大半のデザート**（ケーキ、ビスケット、チョコレート）と、すべてのフルーツジュースには遊離糖類が含まれています。

コーヒーや紅茶に砂糖を加える習慣があれば、妊娠を機に毎日少しずつ量を減らし、やがて完全にやめるようにしましょう。

- **脂肪は全般的に摂取量を減らし、とくに飽和脂肪酸を減らしましょう。**

飽和脂肪酸の摂取量を減らすには、こんな方法があります。

肉は赤身を買い、脂があれば切り落とす。食材は油で揚げず、グリルやオーブンで焼いたり、ゆでたりする。鶏肉は皮をとり除く。乳製品は低脂肪ヨーグルトなど低脂肪のものを選ぶ。パンにぬるバターやジャムなどを減らす。ケーキやビスケット、油で揚げたスナックなど加工食品はあまり食べない。

- **食塩は1日5グラム[21]（約小さじ1杯）以内にしましょう。**

私たちが口にする塩分のほとんどは加工食品に由来するので、これを控えればおそらく摂取量を減らせるはずです。塩分の多い食品は以下のとおりです。肉や魚の燻製《くんせい》、ハムやベーコン、スナック菓子（ポテトチップスなど）、チーズ、パン、一部のシリアル。

「食中毒」の危険を避けるには？

妊娠中は食中毒の危険を避けるため、食品衛生に注意することが欠かせません。食中毒は母子に害を及ぼす危険があるうえに、妊娠中はとくに不快な気分になるでしょう。すでにつわりで苦しんでいたらなおさらです。

食中毒のなかには赤ちゃんに大きな危険をもたらしかねないものもあります。リステリア菌はその一例で、生肉や低温殺菌されていないチーズなどに潜んでいることがあります。

- **果物、野菜、サラダ（パック入りも含む）はすべて洗いましょう**。土には原虫（トキソプラズマ）がついていて、感染症（トキソプラズマ症）を引き起こし、胎児に害を及ぼす危険があるからです。具体的には、流産や死産、赤ちゃんの脳や目などの器官の損傷などにつながることがあります。[22]
- **肉や魚など生ものの下ごしらえを終えたら、それらが触れたものすべての表面と調理器具、手を洗いましょう**。また、すでにできあがった料理があれば生ものから遠ざけ、サルモネラ菌やカンピロバクター、大腸菌Ｏ１５７などの細菌が混入し、食中毒が起きないようにしてください。
- **生肉には専用の包丁とまな板を使いましょう**。
- **肉はすべて、血液や生焼けが残らないよう完全に火を通しましょう**。鶏肉、豚肉、ソーセージ、ひき肉はとくに注意が必要です。※

赤ちゃんに害がある「避けるべき食品」

妊娠中は赤ちゃんに害を及ぼす可能性があるため、制限するか、食べないほうがいい食品があります。避けるべき食品は次のとおりです。

- **加熱殺菌していないナチュラルチーズ**。殺菌したものでも、ソフトタイプのチーズは注意してください。ハードタイプに比べて酸度が低く、水分を多く含んでいるため、リステリア菌などの有害な細菌が繁殖するのに理想的な環境になりかねないからです。
- **パテ**（**野菜のパテも含め、すべてのタイプ**）。パテにはリステリア菌が含まれている危険性があります。またレバーパテはビタミンAを多量に含み、赤ちゃんに害を及ぼすことがあります（83ページ参照）。

※監修者より

食中毒については、厚労省でも次のような予防法を公開しています。「冷凍食品の解凍は冷蔵庫で行う」「包丁は、生肉・魚を切ったら洗って熱湯をかけておく」「食べ残しは、ちょっとでも怪しいと思ったら、思いきって捨てる」「残った料理を温め直すときは十分に加熱する」など。

- **生卵、自家製マヨネーズ、オランデーズソース、ベアネーズソース、シーザーサラダドレッシングなど、生または半熟の卵を含む食品は避けましょう。**

卵を食べるときは、白身と黄身の両方にしっかり火が通っているものだけを食べましょう。そうすれば、下痢や嘔吐を引き起こす食中毒の原因となるサルモネラ菌を避けることができます。

- **生肉と加熱が不十分な肉。**トキソプラズマ症のリスクがあるためです。**どんな肉でも完全に火を通し、生焼けやピンクの肉汁がないようにしましょう。**加熱されていない肉には有害な細菌が潜み、食中毒につながる危険性があります。ステーキなど、ふつうは少し生焼けで食べても問題のない肉も例外ではありません。

サラミやパルマハム、ペパロニなど、一部の冷肉は完全に加熱せずに保存されるため（熟成、乾燥、缶詰加工、塩漬け、塩水漬け、燻製）、トキソプラズマを含んでいるかもしれません。こうした肉はいったん4日以上冷凍するか、加熱するとほとんどの寄生虫が死滅し、より安全に食べられます。ハムやコンビーフなど、あらかじめパックされた調理済みの肉は安全です。

- **一部の魚については食べる量を制限してください。一部の魚には水銀が多く含まれている**からです。水銀は胎児の神経系の発達に悪影響を及ぼす可能性があり、母親が水銀にさらされると子どもの知能低下や言語障害、注意力の欠如、記憶障害に結びつくとされています。高

妊娠中に注意が必要な魚について(監修者より)

1週間に刺身1人前、もしくは切り身1切れ(それぞれ約80グラム)までにすべき魚	1週間に刺身2人前、もしくは切り身2切れまでにすべき魚	特には注意が必要でない魚
キンメダイ、メカジキ、クロマグロ(本マグロ)、メバチマグロなど	キダイ、マカジキ、ミナミマグロ(インドマグロ)、クロムツなど	キハダ、ビンナガ、メジマグロ、サケ、アジ、サバ、イワシ、サンマ、タイ、ブリ、カツオなど

※出典:厚労省「これからママになるあなたへ」

濃度の水銀は知的障害を引き起こす恐れがあるのです[23]。

- **カキなど生の貝類**。有害な細菌やウイルスに汚染されている可能性があり、妊娠中にはとくに不快な食中毒を招く危険があります。ムール貝やロブスター、エビ、カニなどの加熱した貝類や甲殻類、タラなどの白身魚、**スモークサーモンなどの燻製された魚は妊娠中に食べても安全**です。
- **カフェイン**。赤ちゃんが低体重で生まれることや、流産を引き起こす危険があるので制限しましょう[24]。53件の研究を見直したところ、カフェインが100ミリグラム増すごとに、流産、死産、早産、出生時の低体重、胎児が在胎月齢に対して小さくなるといったリスクが増すことがわかりました。

そのため、**カフェインの摂取は「1日200ミリグラム以内」にしましょう**。おおよその目安はインスタントコーヒーや紅茶ならマグカップ2杯、ドリップコーヒーなら1杯になります。

また、コーラなどの砂糖入り飲料にもカフェインが含まれていることがあるので注意しましょう。

「飲酒」はリスクを高める

妊娠中の飲酒は、長年メディアで注目を集めている議論の絶えない話題です。みなさんは実際のデータはどうなっていて、アルコール類は1滴たりとも飲んではいけないのかと疑問に思っているかもしれません。または妊娠に気づかず、最初の数週間は飲んでいたなら、赤ちゃんに悪影響があるのではと不安に思っているかもしれません。

妊娠中、常習的（ほぼ毎日）に多量の飲酒をしていると、流産や死産、胎児性アルコール症候群のリスクを高めることがデータから明らかになっています。胎児性アルコール症候群はさまざまな発育上の問題をともなうことがあります。

たとえば、学習困難や身体障害（体の動きがうまく協調しなくなる脳性麻痺《まひ》）、気分や注意力、行動の問題（自閉症や注意欠陥多動性障害など）、肝臓や腎臓、心臓その他の器官の障害、聴覚や視覚の問題、発育不良（出生時の低体重、発育の遅れ、最終的な身長の伸び悩み）、小頭症、特徴的な顔つきなど[25]。

少量または中程度の飲酒に害があるかどうかは不透明な点が多くなります。言い換えるなら、妊娠中に飲んでも安全な量というものはあるのでしょうか？　データを包括的に精査したある報告によると、妊娠中の少量の飲酒からは、発育上の問題を裏づける有力な証拠は見つかりませんでした[26]。

ところが中程度の飲酒では、早産や行動上の問題（多動性や不注意）を引き起こすリスクが高まることを示すいくつかの証拠があります。ここで言う「中程度」とは、一度にアルコール30〜40ミリリットル以上（標準的な大きさのグラス〔容量175ミリリットル〕でワイン2〜2・5杯）、または週に70ミリリットル（標準的な大きさのグラスでワイン4〜5杯）以上です。

ただし、**飲酒が赤ちゃんの発達に最も悪影響を及ぼすと思われる妊娠初期は、自制するのがベスト**です。※

一方で、妊娠を知らずにいつも通り飲みつづけていたとしても、あまり心配しすぎないでください。**それでも妊娠がわかったら、その時点でやめましょう。**

「健康的な食事」をするコツ

妊娠中の健康的でバランスのとれた食事がどんなものか理解しても、きちんと実行できるとはかぎりません。この時期はほかにも考えることが山ほどあり、つわりによる吐き気や猛烈な

※監修者より
厚労省のガイドラインでは、妊娠中はお酒を完全にやめるのが望ましいとされています。

妊娠中

食欲に悩まされていれば、かなり苦労することもあるでしょう。

妊娠中を含め、健康的な食事を実践するのに役立つ方法が研究によって示されているので紹介します。**「目標」を設定する、「食事のメニュー」をまとめて決める、「食べた量」をチェックする**、の3つです。[27]

○「目標」を設定する

目標設定は物事を確実に実行するうえで欠かせません。そのため、妊娠中に食習慣を少し健康的なものに変えるには素晴らしい方法です。具体的には4つのステップがあります。

① 体の変化に従って必要なことを把握する

【例】妊娠中は新鮮な果物と野菜の摂取量を増やす。

② 目標を決める

【例】1日に果物と野菜を5皿分食べる。

③ 目標を意識して行動し、チェックする

【例】午前中のおやつはポテトチップスではなく、野菜スティックにして、アプリを使って食べたものを記録する。

④ 目標を達成したときのごほうびを用意する

【例】果物と野菜を5皿分食べられたら、その日は瓶に小銭を入れる（ほかに、食べ物以外のごほうびの例としては、夜外出する、新しい服を買う、赤ちゃんへの贈り物を買う、エステやマッサージを受ける、美容院に行く、といったことがあるでしょう）。チョコレートバーなど、**食べ物をごほうびにしてはいけません。**

目標設定はSMART《かしこく》（Specific＝具体的、Measurable＝測定可能、Achievable＝達成可能、Realistic＝現実的、Timely＝タイムリー）に行いましょう。

- **具体的に**——たとえば、毎日野菜を3皿、果物を2皿食べる、というように具体的に設定しましょう。
- **測定可能に**——目標は必ず測定できるように。たとえば、果物と野菜の摂取量をアプリなどで記録する。
- **達成可能に**——自分で決めた目標は達成できるものにしましょう。さもないと自分の首を絞めることになります。今は果物や野菜を1日に1皿しか食べていないなら、2、3皿に増やすことから始め、徐々に増やしましょう。

- **現実的に**——目標は現実的でないと達成できません。たとえば、いつもかなり疲れていて、朝目覚ましが鳴ってもベッドから出るのがつらいなら、毎朝出勤前にジムに行くといった目標を立てても、とうてい達成できないでしょう。
- **タイムリーに**——目標には時間的な枠組みを設定し、具体的な達成期限を決める必要があります。その点、妊娠は出産予定日がおおむねわかっているので好都合です。ただし、短期的な目標も設定できます。たとえば、来週は午前中のおやつに果物をさらにもうひと切れ食べる、というように。

○「食事のメニュー」をまとめて決める

食事のメニューを考えて予定を立てれば、母子に必要な栄養と食品群の確実な摂取に役立つだけでなく、日々の、または**1週間のメニューを事前に決めてしまえば、生活も快適になります。**4、5日間の昼食と夕食の計画を立て、週に一度の買い物をするときに、必要な食材をできるだけすべてそろえるようにしましょう。

事前にメニューを決めておけば、食材選びの回数を減らし、さらには不必要で不健康なお菓子や食品を食べるのを防ぐ効果もあります。

ネットで買い物をすると時間の節約になり、週に一度の買い出しで重い買い物袋を提げて帰宅する必要もなくなります。

朝食を欠かさない習慣も身につけましょう。朝食を抜くと、午前中に脂肪や塩分、砂糖がたっぷりのおやつを食べたくなるものです。すると食物繊維や鉄分、亜鉛など、本来なら朝食から得られるはずの栄養をとり損ねてしまいます。

朝食に限らず、**1日3回の食事と健康的なおやつを欠かさないように心がけましょう**（健康的なおやつについては102ページを参照）。そうすればお腹が空いて仕方がない状態は避けられるはずです。

○「食べた量」をチェックする

食べたものをチェックすれば、自分が摂取している食品群と栄養の把握に役立ちます。今は食べたものを毎日記録できるスマートフォン用アプリが山のようにあり、なかには妊婦向けのものもあります。

また、**食べたものをチェックすると、過剰な体重増加の予防にもつながる**ことが研究によって示唆されています。なぜなら、チェックすることによって、自分の食をめぐる行動と、それをとり巻く状況への問題意識が高まるからだと考えられています[28]。

ただし、こうしたアプリの多くはカロリー計算が中心になっていることを忘れないでください。**妊娠中のダイエットは望ましくないので、カロリー計算はおすすめしません。**

「つわり」をやわらげる方法

妊娠初期を中心とする吐き気や嘔吐は、妊婦の半数以上が経験するものです[29]。これは朝だけでなく、1日のあらゆる時間帯に起きます。食べ物のにおいや香水、タバコの煙などが引き金になることもあります。

妊娠中の吐き気や嘔吐の原因についてはあまり解明されていませんが、妊娠にともなう生物学的変化（ホルモンなど）によるもの、というのがおおむね一致した意見です。

なかには**害のある食べ物や物質を避けたり、体から排除したりするための防御機能**ではないかと考える研究者もいます。この説には裏づけとなる根拠もあります。たとえば、つわりがいちばんひどい時期が、胎児の発達にとくに悪影響が出やすい妊娠初期である、といったことです[30]。

それはともかくとして、つわりの症状は重いと本当につらいものです。そんなとき、**症状をやわらげるにはどうすればいいでしょう？**

妊娠中の吐き気にはショウガが効くことを示すデータがありますが[31]、一貫性のあるデータとは言えません。それどころか、食事によって症状を緩和する工夫については本格的な研究がなされていないのが現状です。それでも、**吐き気や嘔吐に悩まされているときは、レモンジンジ**

ャーティーを試す価値はあるでしょう。

ファースト・ステップ・ニュートリションでは、ほかに3つの提案をしています。

- **淡白で水分の少ない軽食を、一定の間隔で少しずつ食べる**（何もつけないトーストなど）。
- **朝起きたときに水分の少ない軽食を食べる。**
- **脂っこい食べ物や辛い食べ物、においの強い食べ物を避ける。**

人によってはつわりに加えて、コーヒーや揚げ物など、特定の飲食物に強い嫌悪感を抱くことがあります[32]。

また妊娠中には、猛烈な食欲を感じたり、特定のものをむしょうに食べたくなったりすることも珍しくありません[33]。**妊娠中の食欲増進は50～90パーセントの女性が経験する**と考えられています。

妊娠中に脂肪や砂糖を多く含む食べ物（ケーキやキャンディ、チョコレートなど）への欲求が高まると、摂取するカロリーの総量が増え、さらには母体の体重が増えすぎるおそれがあります。

猛烈な食欲にとりつかれたら、抵抗するのはかなり大変だと痛感するはずです！　できるだけ健康的なおやつを選ぶ努力をしましょう。

健康的なおやつのアイデア

- 新鮮な果物
- ニンジン、セロリ、キュウリのスティック
- プレーンヨーグルト
- ゆで卵
- カッテージチーズをのせたクラッカー
- アボカドのディップを詰めたピタパン

妊娠中も「運動」すべき

多くの妊婦さんは、妊娠中の運動が安全なだけでなく、推奨されていると知ると驚くものです。しかし、**運動は妊娠中の健康的な体重増加をサポートし、出産に向けた準備にもなります。**

運動は妊娠中の健康と活力を維持する安全な方法だと考えられています。またほとんどの場合、赤ちゃんにとっても、母親にとっても、知られているリスクはありません。

妊娠中は陣痛を乗りきるための準備が欠かせません――ちょうどマラソンのトレーニングをするようなものだと思いましょう！　体を動かしていれば、出産まで健康的に過ごすのに役立つはずです。

オックスフォード大学が率いる運動と妊娠に関する研究では、**運動によって妊娠中の体重増加が抑制され、帝王切開のリスクが下がる**ことが確認できました。また、運動が妊娠糖尿病や高血圧をはじめとする高血圧症を発症する可能性を下げるデータも認められました。肝心なのは、運動が母子に悪影響をもたらすことを示すデータがない点です。これはつまり、**妊娠中の運動が安全だと示唆しています**[34]。

妊娠前にあまり運動をしていなかった人は、妊娠後は15分くらいの軽い運動（ウォーキングなど）を週に3回行うことから始め、少しずつ増やして毎日30分の運動をめざしてください。それ以外の人も、**妊娠中は週に150分運動することをめざし、有酸素運動を行いましょう**。たとえば、ルームランナーやエアロバイクでの運動など（かかりつけ医のアドバイスを受けて、無理のない範囲で行ってください）。

また、筋肉を強化する軽度から中程度の運動も行いましょう。具体的には、全身のおもな筋肉を強化できるような運動（スクワットやランジ〔足を大きく踏み出す筋トレ〕）を8〜12回ほど、週に2度行うといいでしょう[35]。

どんな運動をすればいい？[36]

- **毎日運動しましょう。**30分のウォーキングでもかまいません。小さな積み重ねが大切です。
- **暑いときは運動を控えましょう。**
- **水をたくさん飲みましょう。**
- **エクササイズのインストラクターには、妊娠していることを必ず伝えましょう。**
- **スイミングは妊娠中の強度の低い運動として最適**です。
- **運動の前には必ずウォームアップ**をして少しずつ心拍数を高め、血行を良くしましょう。そうすると関節がゆるみ、筋肉への血流が増えて怪我の予防になります。
- **運動のあとは、たとえばしばらく早歩きをするなどしてクールダウン**しましょう。そうすることで心拍数や呼吸がもとに戻り、筋肉にたまる乳酸をとり除き、痙攣《けいれん》やこむら返り、筋肉痛を軽減できます。乗馬やスキー、サイクリングなどの運動は慎重に行いましょう――落下や転倒によって母子に危険が及ぶ可能性があります。
- **長時間あおむけになる運動は避けましょう**――お腹の重みが心臓に血液を戻すおもな血管を圧迫し、気絶することがあるからです。
- **キックボクシングやスカッシュなど、体が接触するスポーツは母子を傷つけるおそれがある**

ので避けましょう。

- **スキューバダイビングは減圧症とガス塞栓症《そくせん》（血中に気泡が生じること）を引き起こすことがあるので避けましょう。**
- **標高2500メートル以上の場所での運動は控えましょう。**赤ちゃんが高山病にかかるリスクがあります。

第2章のまとめ

- 妊娠中の過少または過剰な体重増加は、母子のどちらにも悪影響を及ぼす可能性があります。健康的な体重増加には、バランスのとれた食事と運動が欠かせません。
- でんぷん質の多い炭水化物、果物、野菜をたくさんとり入れた、健康的でバランスの良い食事を心がけましょう。
- 妊娠を考えている女性や妊娠初期は**1日400マイクログラムの葉酸のサプリメント**を飲みましょう。
- 緑色野菜や赤身の肉など、鉄分が豊富なものを食べましょう。
- **サプリメントによるビタミンAの過剰摂取に注意しましょう。**

- 妊娠中は食中毒のリスクを最小限にするため、食品衛生に気をつけて特定の食べ物を避けましょう。
- アルコールとカフェインは制限してください。
- 妊娠中に正しい食事をとり、十分に運動するには、目標を立てると効果的です。

PART 2

「授乳」はどうすればいい？

生まれて間もない赤ちゃんに授乳するのは、かなり大変だと感じることがあります。とくに初めてとなればなおさらです。新米の親は、おもに次の2点についてさまざまなことを決めなければなりません。

- **何を与えるのか**――母乳か粉ミルクか、その混合か〔以後、本書で「粉ミルク」とあるときは主に、液体ミルクを含む育児用ミルク全般を指します〕。
- **どう与えるのか**――頻度と量はどうするのか。実際の授乳はどう行うのか。時間を決めて飲ませるのか、欲しがったら飲ませるのか。

授乳のこととなると、世の中にはたくさんの「定説」や根強い意見があります。私たちが心配するのは、**手近な情報には必ずしも科学的根拠があるとは限らず、親にとって取捨選択すべき情報があまりにも多すぎることです。**本当に必要なのは、実用的で、きちんとした裏付けのあるアドバイスです。

私たちは科学者として、さまざまな主張に目を通し、すべての科学的根拠を検証するには膨大な時間と労力が必要だと知っています。私たちでも、十分な時間とこれまでの訓練がなかったらとてもできなかったでしょう。**これはまさに、本書の執筆を決めた最大の理由のひとつです。**私たちがその作業を行い、みなさんの手間を省けたらと思ったのです。

母乳か粉ミルクかという話題は感情的な議論を巻き起こすことが多く、母親はこうすべきだとか、してはいけないという頑《かたく》なな（時には嫉妬も入り交じった）意見をぶつけられることも珍しくありません。

母乳か粉ミルクかを決めるのはきわめて個人的な問題です。また何よりも、状況によっては母乳を与えられないことも、母乳が適していないことも、母乳が十分に出ないこともあります。

私たちが思うに、わが子への授乳について大切なことはひとつしかありません。つまり、**自分と赤ちゃんにとって適切な選択をする、**ということです。

私たちは最新の科学的根拠に基づいた情報をお届けすることで、みなさんが適切な選択をできるようにサポートできればと願っています。また第5章では、赤ちゃんが食欲の調整力を伸ばすための授乳法について秘訣とアドバイスをお伝えしますが、これは母乳にも粉ミルクにも当てはまることをお断りしておきます。

第3章

「母乳」をあげる

母乳のいいところ、不安なところ

世界保健機関（ＷＨＯ）とイギリスの保健省のどちらも、生後6か月（26週）までは完全母乳（つまり母乳のみで育てる――水も含め、その他の飲食物を一切与えないこと）を推奨しています。[1]

保健省では、6か月以降も適切なタイプと量の離乳食と並行して母乳（または粉ミルク）を続けるべきだとすすめています。ＷＨＯでは、**赤ちゃんは6か月以降から補助的に栄養価の高い離乳食を開始し、2歳以降まで母乳を続ける**ようにアドバイスしています。

粉ミルクで育てられている赤ちゃんは、6か月になっても必要な栄養をミルクからすべて摂取できますが、ＷＨＯは粉ミルクと離乳食の関係には触れていません。そのためＷＨＯのアドバイスでは、粉ミルクの赤ちゃんも生後6か月間はミルクだけで育てるべきなのかはっきりしません。WHOが授乳に関するガイドラインを母乳に限定して示しているのは、あまり親切とは言えないのです。

WHOのガイドラインはかなり断定的です。では、これほど強い立場をとる根拠はどこにあるのでしょう？**母乳は本当にいちばんいいのでしょうか？**

私たちはみなさんが正しい情報に基づいて自分と赤ちゃんにとって何がベストか決められるように、これから数ページにわたって母乳に関する科学的事実を検討することにします。

「1万7000人規模」の調査でわかったこと

母乳の利点に関する研究から明らかになった科学的発見を紹介する前に、この研究分野に潜むきわめて大きな課題について手短に考えてみましょう。

たとえば、授乳を行っている期間に赤ちゃんが飲んだ母乳と粉ミルクの量について、きめ細かい有意義な情報を入手するのは簡単な作業ではありません。さまざまな質問について、記憶をさかのぼって（授乳が終わって数週間後、数か月後、さらには数年後に）答えてもらうには膨大な時間がかかります。また、授乳の仕方は二者択一で選べるほど単純ではなく、親としても細かい点まではなかなか思い出せません。

さらに、ランダム化比較試験は母乳の利点について最も説得力のあるデータを提供してくれますが、**母乳に健康上の利点が数多くある**のに、それを与えない赤ちゃんをランダムに選ぶのは倫理的に問題があります（つまり実施できません）。

それでも、1980年代初頭には、母乳の利点は今ほど知られていなかったので、その時期に行われたいくつかの研究では、新生児治療室の早産児に対して、搾乳した母乳か、粉ミルクのどちらかを管を使ってランダムに飲ませることができました。これらの赤ちゃんについては、**現在に至るまで追跡調査が行われ、健康状態の比較が行われています**。本当にランダムに母乳を与えられた赤ちゃんがほかにはいないことを考えると、これらの研究による発見は貴重です[2]。

また母親を、母乳育児について手厚くサポートしてもらえるグループと、一般的な情報しか得られないグループに振り分ける研究も行われています。

こうした発想を用いた唯一の研究がベラルーシで行われ、1万7046人という膨大な数の母親が、母乳育児に関して手厚いサポートを受けるグループと一般的な情報を得るグループにランダムに振り分けられました（母乳育児介入試験[3]）。

予想どおり、3か月間母乳だけで育てた母親の割合は、手厚いサポートを受けたグループのほうが一般的な情報を得ただけのグループよりもはるかに高くなりました（43パーセント対6パーセント）。

もうひとつのアプローチは、大勢の赤ちゃんを誕生から何年にもわたって調査し、母乳で育った赤ちゃんを粉ミルクで育った赤ちゃんと比較する方法です。

このタイプの研究の最大の問題は、母乳を与えている母親と粉ミルクを与えている母親とでは、収入や教育のレベル、健康、年齢といった重要な点においてしばしば差があることです。

つまり、母乳と粉ミルクで育てられた赤ちゃんの将来の健康状態の違いは、じつは授乳の状況だけでなく、ほかの要因が影響している可能性があるということです。

これでおわかりのように、大半の研究における母乳育児の測定値はどうしてもかなりおおざっぱなので、**ある健康状態について母乳が果たしている役割を完全に把握できるとは限りません。**

「赤ちゃん」にとっての利点

総合的に見ると、「母乳がベスト」というスローガンは事実です。また、軽視できない貴重な実用的利点もあります。母乳は無料で、いつでも授乳でき、哺乳瓶を消毒する必要もありません。

母乳だけで育てられた赤ちゃん（研究で対象となった赤ちゃんでは通常6か月間）は、健康上さまざまな利点を得られることが研究によって立証されていますが、理由の詳細はまだ必ずしもわかっていません。こうした利点には短期的なもの（幼児期から小児期にかけて）と長期的なもの（思春期や大人になるまで継続）があります。ただし、短期的な利点を示す証拠のほうがやや明白だと言えるでしょう。さらに、母乳は母親にとっても利点があります。

それでは母乳育児の利点について見ていきましょう。

「短期的な利点」は？

- **感染症にかかりにくくなる**（通院の回数が減る）
- **下痢や嘔吐をしづらくなる**
- **乳幼児突然死症候群（SIDS）のリスクの減少**

母乳が幼児期の感染症に対する予防になることについては確かな証拠があります。これはもちろん、風邪やインフルエンザ、下痢などにも当てはまります。

また、どんな量でも母乳を与えられた赤ちゃんは（まったく与えられなかった場合と比べて）、SIDSのリスクが36パーセント減少します[4]。別の調査では、**部分的な母乳育児に対して完全母乳のほうが、予防効果が高くなる可能性が示されています**[5]。

母乳はもっと一般的な病気を防ぐこともわかっています。赤ちゃんのすべての下痢症状の約半分と、呼吸器感染症の約3分の1を防ぐことができるのです。こうした感染症による入院を防ぐという点では、母乳の予防効果はさらに明らかです。推定では、下痢で入院したすべての乳幼児の72パーセント、呼吸器感染症による入院の57パーセントが母乳で防ぐことができると推計されています。(6) とくに2歳以下の乳幼児の耳の感染症は大幅に減り、これには赤ちゃんが母乳を飲む量と期間の両方が影響します。

6か月間母乳だけで育った赤ちゃんは、母乳と粉ミルクの混合栄養か粉ミルクだけで育った赤ちゃんよりも、**2歳までに感染症にかかる確率が43パーセント低くなります。**また、母乳を与えられたことが「一度でもある」赤ちゃんは、「一度もない」赤ちゃんより33パーセント低くなり、これは3〜4か月間以上「何らかのかたちで母乳を与えられた」赤ちゃんと同じ結果です。(7)

「長期的な利点」は？

- **小児白血病発症率の低下**
- **肥満リスクの低下**
- **知能の向上**

母乳が長期的な健康状態とどのように関連しているかを理解するのはさらに複雑です。すでに述べた多くの問題によって、幼い時期の授乳と何年も先の健康状態を結びつけることは難しいからです。

① 「小児白血病」のリスクが下がる

ある研究レビューは、何らかのかたちで母乳を6か月以上与えられた赤ちゃんは、母乳を一切与えられなかったか、6か月未満しか与えられなかった赤ちゃんよりも小児白血病のリスクが低くなると結論づけています。[8]

推定では、6か月以上母乳を与えることで白血病の症例の14～20パーセントを防ぐことができ、**一度でも母乳を与えることで9パーセントの症例を防ぐことができた**と見積もられています。この数字は所得が高い国でも、低い国でも同じでした。

このレビューの執筆者は、母乳の生物学的特性は防御機能に寄与することかもしれないと述べています。粉ミルクとは異なり、母乳には強力な免疫システムの発達を促し、健康的な腸内細菌叢《さいきんそう》（腸内に生息するバクテリアの集まり）を育み、炎症を抑える数多くの有効成分が含まれています。

ただし、こうした形式の研究では、母乳そのものが本当に白血病を防ぐのかどうかを確かめるのが困難だということも忘れてはいけません。これらの研究は、白血病と診断された子どもの母親に対して、授乳の状況を思い出してもらうことに頼っているからです。しかも、授乳をしていたのは何年も前のことがほとんどです。

つまり正確に思い出すのが難しいだけでなく、母親の回答には、子どもの病気に対する母乳の影響について、主観的な思い込みが差しはさまれる可能性もあるのです。

②「太りすぎ」を防げる？

別の研究レビューは、どんなかたちでも母乳を与えると、太りすぎと肥満が13パーセント減少すると推定しています[9]。

ただし研究者たちは、所得の高い国で行われた研究では、長いあいだ母乳を与えられている赤ちゃんは、所得や教育のレベルが高い家庭の生まれである可能性を排除できないと断っています。実際、ブラジルのように、収入や教育のレベルが母乳を与えている割合と関係のない国では、**母乳でも粉ミルクでも、子どもになってから太りすぎや肥満になる割合に差は見られません**[10]。

つまり、母乳とその後の太りすぎや肥満との関連性は明らかではなく、研究によって結びつきが見出された場合は、母乳で育てた母親とそれ以外の母親のあいだにある、ほかの差異を反映しているだけなのかもしれません。

おそらく、太りすぎと肥満についてはほかにもっと重要なリスク要因があると思われます。

0歳～

赤ちゃんの成長は何をどう与えられたかによって左右されます。また、両親の体重もリスク要因になります。たとえばイギリスのある研究は、健康的な体重の両親のもとに生まれた子どもは、わずか2パーセントしか肥満にならないのに対して、両親がともに重度の肥満である場合、子どもは35パーセントが肥満になることを突きとめています。[11]

③「知能」にわずかに影響する

この分野は長いあいだ研究者の興味を引いてきました。1929年には、2人の研究者（ホーファーとハーディー）が、母乳で育てられた赤ちゃんのほうが、7歳から13歳にかけての知能指数が高くなると報告しています。[12] また、母乳だけで育てられる期間が長くなると、発達にプラスの効果があること（たとえば歩きはじめる時期が早くなる）を示すさまざまな報告もあります。[13]

この結果は母乳との因果関係を示す有力な証拠になりますが、効果はごくわずかです。

2015年に行われた研究レビューは、母親の知能を考慮したうえで、粉ミルクで育った赤ちゃんより母乳で育った赤ちゃんのほうが、知能指数が約3ポイント高くなると見積もっています。[14]

ベラルーシの試験では、「母乳育児のサポートを受けた」グループの子どものほうが一般的なケアを受けたグループに比べ、知能指数が約7パーセント高くなりました。[15] また、ランダムに母乳と粉ミルクを与えられた早産児についても同様の効果が認められました。[16]

　さらに、イギリスでも（社会階級と母乳育児の比率に関連が見られる国）[17]、ブラジルでも（社会階級と母乳育児の比率に関連の見られない国）[18]、母乳で育てられた赤ちゃんは学校の成績がよくなることが複数の研究から明らかになっています。母乳で育てられた赤ちゃんの知能指数と学業成績は両国で高くなっており、これは**知能指数の向上は社会階級ではなく、母乳に原因がある**ことを示唆しています。

　もちろん、興味をかき立てられるのは、母乳が知能にどう影響するのかという問題です。有力な説明はいくつかあります。

　まず、母乳は成分そのものが粉ミルクとは異なります。とくに、**母乳には脳の発達にとって大切な長鎖多価不飽和脂肪酸（ドコサヘキサエン酸（DHA）とアラキドン酸（AA））が含まれています**。そのため、母乳で育った赤ちゃんは粉ミルクで育った赤ちゃんに比べ、より高い濃度でこれらを摂取できるのです。

　ただし、母乳と哺乳瓶による授乳時の行動も重要かもしれません。母乳を飲ませる行為自体が哺乳瓶でミルクを飲ませることとは異なります。母親は母乳を与えているときのほうがたくさん話しかけるかもしれません。または、母乳と哺乳瓶による授乳では、関わり方も少し違う可能性があります。

　それでも、管で母乳を与えられた早産児の知能指数のほうが高いという事実は、母乳自体が確かに関係していることを示唆しています。**ただし、影響はごくわずかです**――知能指数にして3ポイント程度にすぎません。

「母親」にとっての利点

赤ちゃんにとってのさまざまな利点のほか、母乳が母親にも恩恵をもたらすことが研究から明らかになっています。具体的には次のようなものがあります。

①「月経」の再開が遅くなる

母乳だけを与えているか、あるいはおもに母乳を与えている女性は、排卵が抑制されるため月経の再開が遅くなります。だからといって、**絶対に妊娠しないわけではありません**。排卵する可能性はあるので、妊娠を望まないときは授乳中でも避妊する必要があります。

②「乳がん」のリスクが下がる

300年も前に、人々は修道女がほかの誰よりも乳がんになりやすいことに気づきました(当時は乳がんではなく「呪われた疫病」と呼ばれていました)。実際に、1960年代に行われた分析では、80歳を過ぎると、修道女が乳がんに罹患《りかん》するリスクはほかの女性の3倍になることがわかり、子どもがいないため授乳経験がないことが原因ではないかと考えられました。[19]

２０１５年のある研究レビューでは、所得の高い国で行われた最も信頼のおける研究に基づき、**授乳経験があると（一度もない場合と比べて）、乳がんになるリスクが7パーセント減少する**と見積もっています。[20]

乳がんはイギリスで最もよく見られるがんで、生涯で罹患する女性の割合は8人に1人（日本では11人に1人）になります。[21] そのため人口レベルで見れば大きな減少になりますが、個人当たりのリスクの減少はごくわずかです。

③「卵巣がん」のリスクが下がる

同じく２０１５年のレビューでは、乳がんより卵巣がんのリスクのほうがはるかに大きく減少すると推定しています。信頼のおける研究から判断すると、授乳経験があると、一度もない場合よりも卵巣がんのリスクが18パーセント減少することになるのです。[22]

卵巣がんは乳がんに比べると珍しいがんです。生涯で発症する女性は52人に1人（日本では82人に1人）にすぎません。リスクが52人に1人から、61人に1人に下がる計算です。

④「2型糖尿病」のリスクが下がる

6件の大規模な研究を考察したあるレビューによると、授乳を最も長く（期間は研究によって異なります）行った女性は、**2型糖尿病のリスクが32パーセント減少する**ことがわかりました。

これは肥満度指数（ＢＭＩ）や運動、教育、収入、糖尿病の家族歴といったほかの重要なリスク因子よりも影響力が強いことを意味します[23]。

授乳経験が2型糖尿病に影響するとしたら、体脂肪にも影響があるのではという期待が生まれるかもしれません。しかし、将来のＢＭＩに対する母乳の長期的影響に関するレビューによると、授乳を6か月続けるごとに減少する体重は、わずか1パーセントにすぎないことがわかりました。つまり、ＢＭＩへの影響はあるものの、ごくわずかです[24]。

こうしたことをすべて考慮すると、**母乳で育てることができ、それを選択するなら、母親にとっても、赤ちゃんにとってもプラスになる**と思われます。また、現実的な意味でも、毎日の暮らしがかなり楽になるでしょう。粉ミルクで育てると誰もが実感することですが、準備に手間がかかるうえにお金もかかります※。

健康への長期的な利点については不透明な点もありますが、母乳にＳＩＤＳや感染症に対する予防効果があることを示す証拠は十分あります。

ただし赤ちゃんの肥満などその後の健康状態については、おそらくほかの要因のほうがはるかに大きな影響をもたらすと考えられます。

ですから、**母乳で育てるのがあまりにも負担で、無理だと感じても、自分を責めないようにしましょう。**

母乳とミルクを「併用」するコツ

生後6か月までは、母乳だけで育てれば、赤ちゃんに最良の栄養を届けることができるでしょう。粉ミルクは赤ちゃんには何の害もありませんが、母乳にとって代わることになり、それはつまり、赤ちゃんが母乳から得られる健康上の利点が少なくなることを意味します。

母乳がもたらす予防効果には、「用量応答効果」(つまり、**母乳をたくさん飲むほど効果が高まる**)があるものと思われます。母乳だけで育てられている赤ちゃんのほうが、部分的に母乳で育てられている赤ちゃんよりも、SIDSや感染症に対する抵抗力が高くなる可能性があるのです。そこで、**母乳は多ければ多いほど良い**という印象があります。

ところが、混合栄養(母乳と粉ミルク)は非常に多くの人が実践しているのに、研究があまり進んでいないテーマです。

この方法を用いているお母さんたちは、混合栄養を選んだ理由として、私たちにこんな思いを語ってくれました。

※監修者より

液体ミルクはさらにお金がかかりますが、手間は大きく軽減されます。

・赤ちゃんがミルクを十分飲めていると思えるから（なかには母乳が足りていないのではないかと心配するお母さんもいました）。
・赤ちゃんが栄養を十分とれると思えるから。
・時には授乳を休みたいから。
・出かけたり、お酒を少し飲んだりする自由が欲しいから。

ただし、母乳を粉ミルクで補うと決めたら、**最初の1か月から6週間（とくに最初の2週間）はどんどん母乳を出し、粉ミルクはその後とり入れることが重要です**。母乳を出すには需要と供給がすべてだと忘れないでください。赤ちゃんの飲む量が減れば、母乳の量も減ります。

母乳の量を維持するには搾乳が効果的です。ただし、どんな搾乳器も赤ちゃんが母乳を吸い出す能力にはかないません。そこで、出産して数週間は、母乳をうまく出せるようになるまで、搾った母乳や粉ミルクよりも、胸から直接母乳を与えるのがいちばんです。

母乳育児にはこんな「カベ」がある

2010年、初めて母親になった2683人を対象にした全国調査（「乳児への授乳調査」）がイギリスで行われ、最初の数週間で授乳をやめたおもな理由について聞きました[25]。とくに重要な理由は次の3点でした。

- 母乳が十分出ていない気がして、赤ちゃんが栄養不足になるのではと不安になったから。
- 赤ちゃんがうまく飲めていないように思えるか、赤ちゃんが飲むのをいやがっていて、授乳が不十分で栄養不足になっているから。
- 苦痛が大きく、肉体的に大変だから。

大半の女性が母乳育児に取り組みたいと思っているのは明らかですが、たとえ完全母乳でないとしても、**まる6か月続けられる女性はごくわずか**です。

乳児への授乳調査によると、出産直後から母乳を始める女性は81パーセントですが、生後3か月まで母乳だけを与えているのはわずか17パーセントになり、6か月になるとたったの1パーセントだそうです[26]。

それでも、お母さんの3人に1人は、たとえ1日に1回でも、6か月の時点で多少なりとも母乳を継続しています。

赤ちゃんが生まれて2週間で母乳をやめたお母さんに、さらに長く続けるにはどんなことが助けになったと思うか尋ねると、病院のスタッフや助産師、家族からもっとサポートや指導があればよかったという回答がいちばん多くなりました。これは、**授乳がうまくいかないときは、早めに助けやアドバイスを求める大切さ**を物語っています。

「最初の数日」に胸にたくさん刺激を与える

母乳をやめて粉ミルクに切り替えるか、早めに離乳食に移ることにした理由として、最もよく挙げられるのが、「母乳の出が足りない」ということです。2010年にイギリスで行われた乳児への授乳調査でも、母乳不足が授乳をやめたおもな理由として報告されています。

母乳がどれだけ出るかは、どうやら授乳の回数（および長さ）が最も大きく影響することもわかっています。母乳で育てたいと思っているなら、とくに最初の2週間は赤ちゃんがお腹をすかせたらすぐに授乳しましょう。

出産から6日後の母乳の量は、6週目にどれだけ出るようになるか予測する目安になります。**最初の数日間に胸にたくさんの刺激を与えることが、その後母乳を十分に出すカギ**になります。あまりにも早い時期から粉ミルクを足すと、母乳の量が減ってしまいます。

見たところシンプルなしくみです。母乳が吸い出されると、体はもっとつくれというホルモンの信号を受け取ります。**母乳が吸い出される量が多ければ、つくられる量も増えますが、吸い出される量が減れば干上がってしまう**のです。

母乳がどれだけ出ているのか不安に思うなら、搾乳をすればおおよその量がわかります。ただし、搾乳器より赤ちゃんのほうがはるかにうまく吸い出すことが多いので、実際にはもっと出ている可能性があることを忘れないでください。

乳首は深くくわえさせる――くわえ方が浅いと痛い

授乳は痛みをともなうべきではありません――少なくとも最初の数日以降は。最初の数日はある程度ひりひりする痛みを感じやすいものですが、ひどいものであってはいけません。

2014年に最先端の超音波を使って行われた研究では、**赤ちゃんは「母乳を飲む」とき、口で乳首を押したり揉んだりするのではなく、母乳を吸い出している**ことが明らかになりました（牛のお乳を搾るのとは違うのです！）[27]。赤ちゃんが吸いついたときに乳首の位置がおかしいと、赤ちゃんは乳首をきちんとくわえられません。

乳首が切れて痛む原因としていちばん多いのは、くわえ方が浅いことです。乳首が赤ちゃんの口の奥までしっかりふくまれていないと、乳首が舌でこすられたり、押されたりすることになり、トラブルが生じかねません。赤ちゃんがしっかりふくんでいれば、乳首は口の奥にうまく収まり、舌の動きによって傷つけられることはありません。

授乳を始めたばかりで痛みがひどいときは、誰かに助けを求めましょう。助産師などに、赤ちゃんが乳房をたっぷり口にふくめるような抱き方を教えてもらうとよいでしょう。いくつか試してみて、いちばん負担が少ない体勢を見つけてください。角度をほんの少し変えるだけで、痛みが軽減することもあります。

乳首が切れて痛みがひどいときは、よくなるまで高純度のラノリン（**羊毛から抽出された油脂。日本では「ランシノー」や「メデラ」が有名**）**を塗るのがおすすめ**です。保湿効果によって痛みが和らぎ、かさぶたができるのを防ぐ効果があります。また、授乳を再開するときに拭《ふ》きとる必要はなく、必要に応じて何度でも塗ってかまいません。

授乳のあとに搾乳した母乳を乳首に塗ると痛みが和らぐというお母さんもいます。

また、傷がひどくならないように、保護カバー（ニップルシールド）を使うこともできますが、これは時々別の問題を招くこともあります——乳首が裂ける（つらいです！）、赤ちゃんが母乳を飲みづらくなる、赤ちゃんがカバーに慣れてしまうと元のように直接吸うのが難しくなる、といったことです。

それでも、何をしてもよくならなかったときは、保護カバーを試す価値はあるでしょう。

乳首や乳房が我慢できないほど痛み、赤く腫《は》れ、気分がひどく悪いときは、**細菌感染や乳管の詰まりによって引き起こされる乳腺炎の可能性があります。**そんなときは、それまでどおり授乳を続けながらも、体を休めてください（小さな赤ちゃんがいてもできるだけ長く！）。症状が悪化するようなら抗生物質が必要になるかもしれないので、必ずかかりつけ医に診てもらいましょう。

母乳をやめる決断はこのうえなくつらいことがあります。**授乳で苦労しているときは、どうか一人で苦しまないでください。**必ずサポートを得られるので見つけましょう。そして、できるだけ早いうちにそうしてください。多くのお母さんは出産後数日から数週間以内に十分なサポートがあれば、やがてコツをつかむことができます。

それでも、お母さんによっては、何週間、何か月と必死に努力しても母乳を飲ませられないことがあります。あきらめる決心をしても、この世の終わりではありません。何を与えるかだけでなく、どう与えるかも大切なのですから。

母乳育児の「3つの神話」

すべての女性は母乳を出すことができます。機能する乳房がひとつあればほかに何もいりません。双子を産んでも、左右の乳房によって母乳だけで見事に育てることができます。

母乳を出す能力は以下のこととは無関係です――妊娠前の乳房の大きさ、または妊娠中に乳房がどれだけ大きくなったか、年齢、民族、血縁者の母乳を出す能力。

また、**こんな場合でも母乳育児は可能です**――豊胸手術を受けている、乳首にピアスをしている、扁平乳頭または陥没乳頭である、糖尿病を患っている、妊娠している。

ほかにも母乳育児については、裏付けがないのに広く信じられているたくさんの神話があります。次の3つの神話はあまりにも幅をきかせているため、母乳育児への意欲を奪い去ることがあります。

◯ 神話1：母乳で育てると胸が垂れる

2007年まで、母乳で育てると胸が垂れる（下垂症）と広く信じられていました。医療の専門家さえそう信じていました[28]。ケンタッキー大学の形成外科医、ブライアン・リンカー博士がこの問題を初めて研究したことで、ようやく神話が覆されたのです。

彼の病院で胸の整形手術を希望する女性の多くが、何の裏付けもなく、胸が垂れたのは授乳したせいだと信じていました。そこで彼は、胸を大きくするか吊り上げることを希望している132人の女性から話を聞き、病歴や妊娠の回数、妊娠前の胸の大きさ、体脂肪率、喫煙習慣の有無などについて詳しい情報を集めました。すると**妊娠の回数は重要な要因になるものの、母乳育児自体はそうではないことがわかった**のです[29]。

妊娠中はエストロゲンとプロゲステロンが乳腺を刺激して発達させ、そこに母乳がたまって乳房周辺の皮膚を伸ばし、乳房を支えている靭帯も伸ばしてしまいます。胸が垂れる原因は、こうした妊娠にともなうプロセスであり、授乳ではありません。

○神話2：母乳の赤ちゃんはミルクの赤ちゃんほど眠らない

夜中に何度も起こされて寝不足が続くのは、赤ちゃんが生まれたばかりの親にとって最大の試練でしょう。イギリスでは一般的に、粉ミルクを飲んでいる赤ちゃんのほうが長く眠るという根強い意見があり、そのため友人や家族がよかれと思い、赤ちゃんが朝まで眠るように粉ミルクを「補う」か、完全に粉ミルクに切り替えるようにすすめてくることがよくあります。

実際には、これを裏づける証拠があるかというと、まだ結論が出ていません。母乳の赤ちゃんのほうが粉ミルクの赤ちゃんと比べて夜間に眠っている時間が短く、途中で起きる回数が多く、起きている時間が長いとする研究も確かにあります[30]。ところが、どちらの赤ちゃんにも差はまったく見られないことを示す研究もあるのです[31]。

注目すべきは、この10年間で次のような研究結果が数多く示されていることです。**母乳育児では赤ちゃんだけでなく、母親もより長く眠る**。母乳の母親は夜中に起きてからふたたび寝つくまでの時間が短い。母乳を与えることには、眠りの質を高めるホルモンのメカニズムが備わっている[32]。

睡眠については、長さだけでなく質も大切です。母乳を与えることが深い眠りを促すとしたら、体力の回復につながります。ある大規模な研究では、混合栄養か粉ミルクで育てている母親より、**完全母乳の母親のほうが、睡眠時間が長く、体の健康状態が良く、活力があり、うつ**

状態になる割合が低いことが明らかになりました。[33]

信憑性に欠ける最大の神話は、赤ちゃんは生後6か月から12か月になるまでに、朝まで起きずに眠れるようになるべきだという意見かもしれません。

スウォンジー大学の准教授エイミー・ブラウン博士は、この月齢のイギリス人の赤ちゃん715人を対象とした調査において、78パーセントの赤ちゃんが夜中に1度以上目を覚まし、61パーセントが1度以上ミルクを飲むことを明らかにしています。[34] ブラウン博士は、母親は睡眠不足になると、数百万ポンド規模の粉ミルク市場にいとも簡単に取り込まれてしまうと警告しています。

企業は母親に問題の解決策を売り込むことで利益を得ていますが、問題は粉ミルクに切り替えることで解決されるわけでも、解決されるべきでもありません。

○ 神話3：母乳育児はひとりで簡単にできる

母乳育児が世界で最も自然であるからといって、それが簡単だということにはなりません。ファースト・ステップ・ニュートリションでは、「始めるときはほとんど誰もがサポートを必要とする」と指摘しています。[35] 最初のうちは、正しい角度で授乳できるよう誰かに確認してもらうことが欠かせません。ファースト・ステップ・ニュートリションでは、初めて母親になった女性は、最初の数日から数週間は、必ず支援と指導を受けるように呼びかけています。

赤ちゃんがまだ生まれていない人は、出産前にどこでサポートを受けられるか確認しておきましょう。母乳で子育て中か、母乳育児の経験のある友人が頼りになるかもしれません。むしろ、友人や家族には、ほかのこともできるだけ助けてもらってください。皿洗い、買い物、食事の支度、洗濯、オムツ替え、沐浴《もくよく》などなんでも！

「免疫力」を高める成分が入っている

赤ちゃんは発達に応じて必要とするものが変わりますが、**母乳はその変化にうまく対応するダイナミックな物質で、生きた細胞をたくさん含んでいます**。母乳は1回の授乳のあいだにも、回を重ねるごとにも、環境の変化に応じて、また赤ちゃんの月齢に合わせて変化します。

母乳は最初の数日間で、栄養面で重要な変化が起きます。**いちばん最初につくられる母乳は初乳と呼ばれ、抵抗力の弱い新生児を感染症から守り、発達を促すことをおもな目的としています**。色は黄色で量はごくわずかですが、成分が豊かで抗体がたくさん含まれています。栄養的には100ミリリットル当たりのカロリーが約54キロカロリーで、その後の母乳と比べるとたんぱく質が豊富です（100ミリリットル当たり2・5グラム）。

出産後6日から14日頃にかけては「移行乳」がつくられます。これは初乳とは異なり、急速に成長する赤ちゃんのニーズをサポートします。100ミリリットル当たりのカロリーは約58

0歳～

キロカロリーで、たんぱく質は初乳より少なくなります（100ミリリットル当たり1・7グラム）。

出産から約2週間後には成乳が出るようになり、その後数か月にわたって赤ちゃんをサポートします。100ミリリットル当たりのカロリーは約65キロカロリー、たんぱく質は1・3グラムです。一般的に脂肪は100ミリリットル当たり約3・8グラム（脂肪は赤ちゃんが摂取するカロリーの約50パーセントを占めます）ですが、**脂肪の含有量は一度の授乳のなかで大きく変わります**[36]。

最初に出てくる「前乳」は水っぽくて脂肪が多くありませんが、授乳が進んでから出てくる「後乳」は濃厚になり、脂肪の含有量が約2倍になります。ただし、「前乳」と「後乳」の脂肪の量は、赤ちゃんが母乳を飲む回数や量によっても変わります。

たとえば、赤ちゃんが1日に6～9回たっぷり飲むと、脂肪の含有量は約4・3パーセントから10・7パーセントへと変化します。ところが、少ない量をもっと頻繁に飲むと（1日に14～18回）、脂肪は約4・8パーセントから8・2パーセントに変化し、前乳が濃くなる傾向があります。つまり赤ちゃんはどんなパターンで母乳を飲んでも、おおむね同量の脂肪を摂取できるのです[37]。

ただし、母乳はただの栄養ではありません。複雑な生物活性成分を含む液体として、赤ちゃんの健康や発達をサポートする多くの役割を担っています。**母乳は最適な栄養を提供してくれるだけでなく、免疫力を高め、発達を促すたくさんの生物活性分子を含んでいる**のです。生物活性分子は、工場では製造過程で死滅してしまうため、粉ミルクには含まれていません。

母乳の成分は完全に解明されたわけではありませんが、以下のような成分が含まれていることはよく知られています。

赤ちゃんを感染症から守り、免疫の発達を促す細胞と物質（免疫グロブリンや小食細胞、抗ウイルス物質、生きている白血球など）。抗菌効果を備え、赤ちゃんが栄養を吸収するのを助けるラクトフェリン。発達（脳を含む）を促進する脂肪酸。成長因子。さらには、**目覚めと眠気をコントロールしていると考えられる物質（ヌクレオチド）も含まれています。**その含有量は1日のうちでも時間によって変化し、それが赤ちゃんの体内時計を確立し、調整する手助けをしている可能性があります。

母乳には「満腹ホルモン」が含まれている

食欲をコントロールする脳内の中枢は胎内で発達しはじめますが、誕生してから数週間から数か月のあいだも発達しつづけます。母乳の成分は、脳内の食欲調整システムに影響を与えることで、**食欲の最適な調整力の発達を促す可能性があります。**これはあまり知られていませんが、裏付けとなるデータが増えています。[38]

母乳には、大人と子どもの空腹感と満腹感を決定づけるさまざまなホルモンが含まれています。[39]こうしたホルモンは粉ミルクには含まれていません（含まれていてもごくわずかです）。粉ミルクは原料が牛乳であるため成分が異なるうえ、製造過程で安全性と長期的な保存性を確保しなければならないからです。[40]

たとえば、**母乳には空腹感と満腹感を調整するレプチン（満腹ホルモン）が含まれています。**[41]子どもでも大人でも、レプチンは食欲の基本的な調整役であり、満腹感（いっぱいになったという感覚）を高めてくれます。

生後6か月までの赤ちゃんにとっては、母乳がレプチンのおもな供給源となり、生後数週間から数か月のあいだ空腹感と満腹感を調整するのに役立っている可能性があります。レプチンの濃度が高い母乳を飲んでいる赤ちゃんは、生まれてから数年は成長が比較的ゆるやかになりますが、それは将来の健康にもプラスになることがわかっています。[42]

「好き嫌い」を減らす調査結果が出た

母乳は羊水と同じように、母親が食べたものの味をある程度反映します。新生児の風味を感じる能力は十分に発達しているため、母乳で育てられる赤ちゃんはそれを飲みつづけているかぎり、つねに変化するさまざまな風味を繰り返し経験することになります。これは、**赤ちゃんがその後どんな食べ物を受け入れるかを左右する**可能性があり、赤ちゃんが安全な食べ物を認識する最初の一歩になるでしょう。

この分野に関する最初期のある研究では、母乳育児を始めたばかりの女性をランダムに分け、一方のグループにはニンジンジュースを週に4回飲んでもらい、もう一方のグループにはニンジンを一切口にしないで2か月過ごしてもらいました。[43] するとのちに、ジュースを飲んだ母親の赤ちゃんは、ニンジンを完全に避けた母親の赤ちゃんより、ニンジン風味のシリアルを容易に受け入れる傾向が見られました。

また、**授乳中に果物をたくさん食べた母親の赤ちゃんは、離乳食を始めたときに果物を好む傾向が高くなります。**

ほかの研究では、アニス実やニンニク、エタノール、ミント、バニラ、さらにはブルーチーズ（！）などの風味は、母親がそれを口にしてから1、2時間で母乳に現れ、消えるまでに6～8時間かかることが明らかになっています。[44]

そのため**母乳育児は、赤ちゃんの長期的な味の好みを「プログラミング」するひとつの機会になる**かもしれません。とくに、赤ちゃんが将来苦みのある野菜を食べられるようにするには効果を期待できそうです。

ある調査では、粉ミルクで育った子どもに対して、母乳で育った（または母乳を長く与えられた）子どもは、果物と野菜をたくさん食べ、子ども時代に初めて出合う食べ物を積極的に口にし、好き嫌いが少なくなることが示されています。[45]

0歳～

母乳育ちの赤ちゃんに比べると、**粉ミルクで育てられる赤ちゃんが生後早い時期に経験する風味はかなり単調**です。それでも粉ミルクによって風味が異なるため、赤ちゃんはいつも飲んでいる粉ミルクを好むようになり、結果的にその風味を含む食べ物を好む傾向が高くなります[46]。つまり、赤ちゃんがあるブランドを気に入らないようなら、ほかのミルクにすると気に入るかもしれません。

第3章のまとめ

- 赤ちゃんにどんなふうに授乳をするかは自分自身が決めることであり、**他人に指図されることではありません**。
- 母乳育児は、母子のどちらにも利益があることを示す有力な証拠があるので、できれば試してみる価値があります。
- 母乳育児は、とくに**最初の数日から数週間は大変**なことがあります。続けているお母さんは助産師や友人、家族から、早めに助けやサポートを得ています。支援は必ず得られるので、**うまくいかないときや、なかなかコツがつかめないときは助けを求めましょう**。ためらってはいけません！

第4章

「粉ミルク」を与える

粉ミルクにもメリットがある

赤ちゃんを母乳で育てられないことはあります。どうしても無理な場合や、あえてそうしないことも。たとえば、赤ちゃんを養子として迎える家庭もあれば、父親や祖父母がミルクを飲ませる役を担うこともあるでしょう。

また、最初は母乳で育てていても、仕事を再開すると搾乳した母乳だけでは必要な量をなかなか賄《まかな》えないという声も多くあります。さらに、職場での搾乳に気まずさを感じることや、単純に搾乳する時間がないこともあるでしょう。そんなとき、赤ちゃんにとって重要な栄養源になるのが粉ミルクです。

粉ミルクで育てる決断はあくまでも個人的なことで、みなさんと家庭の状況にとって何がふさわしいかによって決まります。なかには罪悪感を抱くお母さんもいますが、**決めるのはほかの誰でもない自分自身**であり、母親は誰もが赤ちゃんに精一杯のことをしたいと願っています。幼い赤ちゃんと過ごす日々は大きなストレスをともないやすく、対処すべきことが山ほどあると押しつぶされそうになるものです。時にはうまく乗りきれるように負担を減らす現実的な決断が必要になり、人によってはそれが粉ミルクを使うことかもしれません。

この章では粉ミルクについて、しっかりとした科学的裏付けがある情報をお伝えします。

私たちが話をした親御さんからは、**哺乳瓶や粉ミルクを利用する実用的な利点**を指摘する声が聞かれました。いくつか例を紹介します（搾乳した母乳を哺乳瓶で与えるケースも含まれています）。

- ほかの人にも授乳してもらえるので母親が休める。
- 母親でなくても、授乳中に赤ちゃんと親密な絆を築く機会を得られる。
- 赤ちゃんが飲んだミルクの量が正確にわかる。
- 人前で母乳を直接与えるときに味わう気まずさを避けられる。

粉ミルク育児の「4つの神話」

母乳育児について神話があるように（129ページ参照）、粉ミルクによる育児にもいくつかの神話があります。

○神話1：哺乳瓶での授乳では赤ちゃんと絆を築けない

そんなことはありません！ 赤ちゃんと絆を築く方法はいくらでもあるし、哺乳瓶で授乳しても親密になれます。授乳するうえで大切なのは、たんに何を与えるかではなく、どう与えるかです。**赤ちゃんの様子をよく見て授乳すること**が欠かせません。これは母乳でも哺乳瓶でも同じです。詳しい方法については第5章で説明します。

○神話2：粉ミルクのほうが母乳より楽

母乳より粉ミルクで育てるほうが楽そうだと思っていたら、驚くことになるかもしれません。粉ミルクにも特有の難しさがあるからです。

いちばん大変なのは、**安全なミルクをつくるには、いくつもの手順を踏まないといけない**こと。これには哺乳瓶の消毒だけでなく、粉ミルクの殺菌も含まれます（大半のお母さんのように、殺菌ずみの液体ミルクを使わない場合）。きちんとつくるにはかなり時間がかかるので、赤ちゃんがお腹をすかせ、すぐにミルクが必要なときは厄介です。

ミルクのつくり方は145ページで順を追って説明します。

◯ 神話3：赤ちゃんは粉ミルクのほうが夜長く寝る

夜は粉ミルクにするか、完全に粉ミルクに切り替えるかして朝までぐっすり寝ようと思っていたら、がっかりするかもしれません。研究によると、**赤ちゃんは粉ミルクでも母乳でも夜間に目を覚ます**ことがわかっています。[1] お腹がすいていなくても、それとは無関係に目を覚ますことがあるのです（赤ちゃんが本当に空腹なのかどうかをチェックする方法は175ページで紹介します）。

母乳と粉ミルクの、飲んでいる赤ちゃんの睡眠パターンの違いに関する神話の誤りについては、131ページで詳しく説明しました。

◯ 神話4：粉ミルクは母乳とほぼ同じ

粉ミルクには、赤ちゃんに必要な母乳に代わる栄養素が十分含まれていますが、母乳の特性をすべて備えたものはつくれないので、成分は異なります。**両者には栄養面で大きな違いがある**のです。粉ミルクの成分の詳細は以下のとおりです。

粉ミルクの「成分」は母乳に近い

粉ミルクの栄養成分を、ヒトの母乳との比較で調査した学術的資料はごくわずかです。それでも、イギリスの慈善機関、ファースト・ステップ・ニュートリション・トラストが、現時点では最も詳しいレビューを行っています(2)。

ヒトの母乳は成分が流動的で複雑なので、まったく同じものはつくれませんが、粉ミルクは母乳の効果的な代用品として機能することをめざしています。そのため、ヒトの母乳の栄養面の特徴を網羅するあらゆる努力がなされているのです。

粉ミルクには母乳と同等のカロリーがあり(100ミリリットル当たり60〜70キロカロリー)、脂肪とたんぱく質、炭水化物の比率もほぼ同じです。粉ミルクの大半は牛乳がベースになっていますが、**母乳に近づけるために2つのたんぱく質(カゼインと乳清タンパク)が調整されています**(畜乳はカゼインの含有量が多く、母乳は乳清タンパクが多いです)。

また、粉ミルクには、鉄や脂肪混合物などほかの成分も加えられ、ヒトの母乳に近づけ、健康への効果を高めるようにしています。

どの粉ミルクを選ぶべき？

複数のタイプのミルク（粉ミルクや液体ミルク）を、さまざまなブランドから選べるので、どれを選べばいいのか悩むことがあります。

液体ミルクは開封するまで滅菌状態にありますが、**粉ミルクは菌が潜んでいる可能性があるため熱湯（に近いお湯）で殺菌しなければなりません**。粉ミルクの場合はどんなタイプでも、哺乳瓶を消毒する必要があります。生まれて間もない赤ちゃんは免疫システムが十分に発達していないため、感染のリスクが高いからです。**重い感染症を防ぐには、哺乳瓶の消毒が欠かせません**。

液体ミルクに実用的な利点があるのは言うまでもありません。人によっては、夜中の3時に安全なミルクをつくるためにお湯を沸かし、冷めるのを待つよりも、液体ミルクを使うほうがいいと思うでしょう。けれども、利点はそれしかないのに、費用の差は相当なものです。

ファースト・ステップ・ニュートリションでは、市販されている高価なミルクは最も安いミルクと比較しても、何の利点もないと結論づけています。

これをふまえ、**金銭的な事情があるときは、ためらうことなく安いブランドのミルクを選びましょう**。標準的なミルクの成分はほとんど同じであり、高ければよいというわけではないので安心してください。ミルクのタイプ（粉ミルクか液体ミルクか）は自分のニーズに合うものを選びましょう。

粉ミルクの正しいつくり方

インターネットの書き込みを読み、実際に多くの親御さんと話してみると、ミルクの安全なつくり方や、推奨されている方法の根拠について、かなり多くの戸惑いがあることがわかりました（途方に暮れるのも当然です）。

そこで私たちは、**おもな秘訣と従うべき手順の背後にある根拠を、以下にリストアップしました**。赤ちゃんに安全なミルクを飲ませるには、お湯と粉の正しい割合を守ることはもちろん、万全な衛生管理が欠かせません。

○「細菌」から守る

赤ちゃんは免疫システムが十分に発達していないため、感染症にかかりやすい状態にあります。**母乳の赤ちゃんはある程度の免疫を得られますが、粉ミルクから同様の予防効果を得ることはできません**。そのため、粉ミルクに起因する感染症のリスクを最小限に抑えるため、いくつもの手順を踏む必要があります。

1. 手をよく洗いましょう。 哺乳瓶を使う前に必ず手をよく洗いましょう。そうすれば、消毒した哺乳瓶が手に付着した菌によって汚染される危険を減らすことができます。

2. 哺乳瓶と付属品は授乳のたびにすべて消毒します。 消毒は害のある微生物を死滅させることが目的なので、煮沸消毒すれば十分です。粉ミルクでも、液体ミルクでも、哺乳瓶を使うときは必ず消毒してください。

3. 粉ミルクは殺菌されていないので、害のある菌が入り込む可能性があります。そのため、それを溶かすお湯で殺菌する必要があります。お湯は一度沸騰させ、30分以内に70℃を上回る程度に冷ましてから粉ミルクを加えます。沸騰しているお湯をそのまま使ってはいけません。70℃という目安は、それ以上なら感染症を引き起こす病原菌をほとんど死滅させられるからです。

また、沸騰したお湯では熱すぎて粉ミルクの栄養素が損なわれるため、70℃をわずかに上回るお湯がベストです。確実なのは、毎回やかんに1リットルのお湯を沸かし、そのまま30分放置して冷ますとこの温度になる、という方法です。

4. ミルクは授乳のたびに1回分だけつくること。最後にミルクが残ったら必ず捨てましょう。サルモネラ菌などの細菌による感染症を防ぐためです。細菌は室温で急激に増えます（増殖の最適温度は体温と同じ37℃）。冷蔵庫に入れると増殖のペースはゆるやかになりますが、細菌は増えつづけます。

○ お湯と粉ミルクの正しい比率

粉ミルクに対するお湯の量は正確でなくてはなりません。お湯に対して粉ミルクが多すぎると、エネルギー密度が高くなってしまいます（1ミリリットル当たりのカロリーが過剰になる）。すると栄養のとりすぎや肥満のリスクに加え、便秘や脱水症状につながる危険もあります。

また、粉ミルクに対してお湯が多すぎるとミルクが薄くなり、栄養不足や体重の増加不良を招く恐れがあります。ミルクを正しくつくる手順は次のとおりです。

1. 正確な量のお湯を必ず最初に哺乳瓶に注ぎ、粉ミルクを加える前に正しい量であることを確認します。

2. 計量スプーンで粉ミルクを軽く山盛りにすくい、清潔で乾いたナイフの背か、製品に付属しているすりきりで平らにします。計量スプーンはブランドによってサイズが異なるので、必ず各製品に付属しているものを使いましょう（メーカーが同じ場合でもそれは変わりません）。

3. 哺乳瓶に粉ミルクを加えます。よくある間違いは、哺乳瓶に先に粉を入れ、それからお湯を注ぐことです。これは、お湯を正しく計量できないため、エネルギー密度が過剰なミルクをつくることになります。

4. できあがったミルクは冷ましてから、赤ちゃんに飲ませます。哺乳瓶の底を冷水につけると冷めますが、消毒済みの乳首に水がかからないように注意してください。赤ちゃんに飲ませる前には、手首の内側にミルクをほんの少し垂らして温度を確認します。このときも乳首が肌に触れないように気をつけましょう。

液体ミルクを利用していて、それを飲ませる前に温めたいときは、お湯（沸騰しているお湯は避ける）を入れたボウルのなかにボトルを立たせておくか、お湯に沈めるのがいちばん安全です。**電子レンジで温めるのは絶対にやめましょう。**

ただし、ミルクは赤ちゃんに飲ませる前に温めなくてもいいことを忘れないでください。そのため最初から液体ミルクを利用するつもりなら、温めないほうがいいでしょう。さもないと、赤ちゃんはおそらくずっと温かいミルクを好むようになり、長い目で見るとみなさんの仕事を増やすことになるからです！

1度に1回分だけミルクをつくる、お湯を沸騰させてから70℃を少し上回る温度になるまで冷ます、哺乳瓶には粉ミルクよりも先にお湯を注ぐ――イギリスで行われた乳児への授乳調査によると、推奨されているこの3つの手順をきちんと守っている母親はわずか49パーセントでした[3]。

第４章のまとめ

- 母乳育児は誰もができるわけでも、誰もが望むわけでもありません。赤ちゃんは粉ミルクで育てても問題はありません。**母乳を飲ませられなくても、飲ませないと決めても、罪悪感を抱かないでください。**
- 粉ミルクを選ぶ場合は、**標準的なミルクを選びましょう。**各製品に大差はなく、どれを選んでもかまわないので、価格で選ぶといいでしょう。
- 液体ミルクは粉ミルクよりはるかに高額ですが、**疲れてストレスのたまっているお父さんやお母さんにはとても便利**です。

第5章

赤ちゃんの「パターン」をつかむ

いつ、どれだけあげるべき？

母乳と粉ミルクのどちらで育てるか決めたら、赤ちゃんにどう与えるべきかと考えるでしょう。たとえば、時間を決めて飲ませるのか、それとも欲しがったら飲ませるのか、あるいはどの哺乳瓶を使うのか。

どう授乳するかを決めるには、**赤ちゃんがどんな飲み方をするのか理解すること**が何よりも大切です。授乳については、幼い赤ちゃんそれぞれに個性があります。

私たちが「ジェミニ」で行っている研究によると、赤ちゃんは生まれたその日から、ミルクやそれを飲む機会に対して、じつにさまざまな反応を示すことが明らかになっています。(1)なぜなら、**食欲は遺伝的要因が強い**ため、赤ちゃんは生まれたときからミルクやそれを飲むことに対して、さまざまな傾向を持ち合わせているからです(2)。

なかには、食欲がとても旺盛になる遺伝子群を受け継いでいる赤ちゃんがいます。こうした赤ちゃんはミルクへの反応が敏感で（ミルクを見たり、においをかいだり、少し味わったりすると飲みたがる）、夢中でどんどん飲み、満足するには多くのミルクを必要とします。もうおわかりかもしれませんが、こうした赤ちゃんは生後数週間から数か月はかなり速く成長するため、**急速な体重増加のリスクが大きくなります**。

これとは対照的なのが、食欲が乏しくなる遺伝子群を受け継いでいる赤ちゃんです。このタイプの赤ちゃんは、ミルクにも、それを飲む機会にもあまり関心がなく、飲むのが遅く、すぐに満腹になる傾向が見られます。そして、生後数週間から数か月は成長のスピードが比較的ゆるやかです。

この研究は、親に向けてこんなメッセージを発しています――**授乳は赤ちゃんの食欲を考慮する必要があり**、親が直面する問題は、赤ちゃんの食欲が旺盛か乏しいかで大きく異なる。つまり、赤ちゃんの欲求はさまざまなのです。

食欲が旺盛か乏しいかは遺伝的な傾向がある一方で、早い時期の授乳経験も赤ちゃんの食欲の調整力を形成すると思われます。いわば、**赤ちゃんの遺伝子が食欲の素地を決め、初期の経験がその程度をコントロールする**役割を果たすということです。そのため、たとえば遺伝子的に食欲旺盛な傾向をもって生まれた赤ちゃんに対して、授乳方法によっては食欲をさらに刺激し、ミルクへの執着をさらに強くしてしまう可能性があります。ところが、異なる方法をとることで食欲を和らげる効果を期待できるかもしれないのです。

ミルクをあまり飲まない赤ちゃんにも同じことが言えます。食欲に欠ける赤ちゃんでも、**適切な授乳環境に置かれれば、ミルクを十分に飲めるようになる可能性があります**。ただし何よりも重要なのは、赤ちゃんがどんなタイプなのか理解し、最適な授乳方法でそれに応じることです。

何を与えるか（たとえば、母乳か粉ミルクか）はもちろん、どう授乳するか（たとえば、母乳を胸から与えるのか、それとも哺乳瓶を使って与えるのか）も、赤ちゃんの食欲に大きな影響をもたらすと考えられます。

哺乳瓶では「飲みすぎ」に注意

哺乳瓶ではなく、胸から直接授乳することは、良好な食欲調整力の発達を促すと考えられています。もっと言えば、**哺乳瓶での授乳はミルクの飲みすぎを後押しする可能性がある**のです。

粉ミルクで育てられる赤ちゃんは、1歳になるまでに、母乳の赤ちゃんよりたくさんのミルクを飲むことが明らかになっていて、このような差は誕生直後から表れます。

あるレビューによると、生後1日目に赤ちゃんが飲むミルクの量は、母乳ではたった21ミリリットルなのに対して、粉ミルクだと170ミリリットルになるそうです。じつに8倍です。そして生後14日目になっても、母乳の赤ちゃんのほうがだいぶ少ないままです（647ミリリットル対762ミリリットル）[3]。こうした差が積みかさなると、生後8か月になったときには、粉ミルクの赤ちゃんが摂取するカロリーは母乳の赤ちゃんより3万キロカロリーも多くなるのです！[4]

いったいどういうことなのでしょうか？ 粉ミルクは母乳よりおいしいのでしょうか？ それとも、哺乳瓶からのほうが飲みやすいだけなのでしょうか？

粉ミルクのほうが飲む量がかなり増えるのは、赤ちゃんは母乳を直接飲むときより、哺乳瓶からのほうが3倍も速く飲むことに一因がありそうです。

ある小規模な研究では、生後2週間の赤ちゃんは、母乳の場合は1分間に飲む量が8ミリリットルなのに対して、哺乳瓶から飲んでいる場合は1分間に29ミリリットルも飲んでいることが明らかになりました[5]。

ミルクをゆっくり飲むことは、乳幼児が自分の満腹感に反応する力を伸ばす可能性があります。それに対して、飲むのが速すぎると飲みすぎにつながるおそれがあるのは言うまでもありません。なぜなら、満腹になったことを知らせる合図が効果を発揮する前に、必要以上のミルクを飲んでしまうからです。誰でも何かを急いで食べすぎたときに、気がつけばお腹がふくれていて、苦しい思いをしたことがあるでしょう。こうしたことは、ゆっくり飲んだり食べたりすることで防げると考えられています。

母乳の赤ちゃんが一度に飲む量が少なく、スピードが遅いのは、乳房からミルクを飲むほうが難しいからだと思われます。**母乳を飲むほうがはるかに多くの労力が求められる**のです。赤ちゃんはただ吸うだけでなく、舌も顎《あご》も使わなくてはいけません。また、哺乳瓶のように重力が手助けしてくれることもありません。

こうした早い時期の経験は、赤ちゃんの食欲に長期的な影響をもたらしているようです。ある研究によると、完全母乳で直接母乳を飲んでいた赤ちゃんは、3歳から6歳になったとき、いつも哺乳瓶から母乳を飲んでいた赤ちゃんに比べて満腹感に敏感なことがわかりました。(6)

たくさん与えられるとたくさん飲んでしまう

また、別の研究では、こんなこともわかりました。母乳か粉ミルクを哺乳瓶から飲んでいた赤ちゃんは、生まれてから1歳になるまで、直接母乳を飲んでいる赤ちゃんより体重増加が速く、(7)乳児期の後半になると、ミルクを飲み干すことが多くなる。(8)「飲み干すこと」は食欲旺盛な赤ちゃんに見られる行動です。

この研究は実験的研究（ランダム化比較試験）ではなく、観察的研究に基づいています。そのため、のちの食欲調整力に違いが生じるのは、赤ちゃんがどう授乳されたかが原因なのか、それともじつは考慮されていないほかの要因のせいなのか、はっきりしたことはわかりません。それでも、最新の研究はどれも、**哺乳瓶が飲みすぎを助長している**ことを示しています。母乳を搾って哺乳瓶で飲ませているなら、赤ちゃんが飲みすぎになりやすいことに留意しましょう。**哺乳瓶を使っているかどうかに関係なく、飲みすぎになる授乳習慣もあります。**赤ちゃんは生後6週目という早い時期から、ミルクを多く与えられると、その分たくさん飲むことになるのです。

たとえば、ある研究では、赤ちゃん（生後6～21週間）を母乳で育てているお母さんたちに追加的に搾乳をしてもらい、母乳の供給量を増やしました。すると赤ちゃんはそれに応じてより多くの母乳を飲み、体重がさらに増加したのです[9]。

かつては医療の世界では、体重増加は多ければ多いほどいいと考えられていました。ところが現代では、体重の増加不良より、**肥満などの健康問題を引き起こす急速な体重増加**のほうがはるかに大きな懸念になっています。

ある研究では、生後2か月の赤ちゃんに、授乳のたびに哺乳瓶のミルクの量を増やして与えたところ、1日に飲む量も増えました（1日当たり114ミリリットルの増量）[10]。また、より大きな哺乳瓶で授乳された赤ちゃんも、生後0～6か月にかけての体重増加が大きくなりました[11]。じつのところ、分量については子どもにも大人にも同じことが言えます。私たちは**提供される量**

が増えると、それだけ多く口にするのです[12]。

それでも、赤ちゃんの食欲を乱しかねない要因があるように、良好な調整力を身につけるのに役立つ飲ませ方もあります。とくに効果的な方法のひとつが「反応型授乳」で、母乳でも粉ミルクでも実践できます。

「反応型授乳」をする——赤ちゃんの反応に沿った飲ませ方

反応型授乳とは、**赤ちゃんが発する空腹感や満腹感の合図に応じて授乳する**方法のことです。これには赤ちゃんが発する合図に細心の注意を払うことが欠かせません。空腹の合図が見られたときだけ授乳し、満腹の合図が見られたらすぐに授乳をやめます。つまり、赤ちゃんが満腹になったそぶりを見せたら、**哺乳瓶のミルクを全部飲みきるように促したり、おっぱいを吸いつづけるように仕向けたりしてはいけません**。

この授乳方法を実践すれば、赤ちゃんは自分がいつ空腹になり、いつ満腹になったのか自覚し、必要な量だけを飲むようになると考えられます。空腹の合図を出すと同時にミルクが出てきて、満腹の合図を出したとたんにミルクがなくなれば、赤ちゃんは空腹と満腹の感覚を授乳の始まりと終わりとに結びつけ、ミルクを飲む量（のちには食べる量）をほどよく調整できるようになるという考えです。

そのため、赤ちゃんが空腹でないときは授乳すべきではなく、**空腹以外のいかなる理由でもミルクを与えてはいけません。**たとえば、なだめるために授乳するのも、親の都合がいいからとか、決まった時間になったからという理由で授乳するのもいけません。とくに、なだめるために授乳すると、もっと大きくなってからも、さらには大人になってからも、**感情的な摂食（なぐさめを得るために食べること）に走る素地をつくる**おそれがあります。

一般的には、反応型授乳は哺乳瓶を使っている赤ちゃんより、母乳の赤ちゃんのほうがはるかに簡単だと思われています。**母乳の赤ちゃんは授乳に積極的に「たずさわっている」**からです。赤ちゃんは母乳を吸い出すのに自分でも努力しなければなりません。努力が求められるということは、望まないかぎりはそうしようとは思いません。

これに対して、哺乳瓶からミルクを飲むのははるかに受動的です。赤ちゃんはほとんど努力する必要がなく、哺乳瓶の角度によってはミルクが口のなかに勝手に落ちてくることさえあります。そのせいで、赤ちゃんはお腹が満たされても、いとも簡単に飲みすぎてしまうのです。

ミルクは（もったいなくても）残していい

母乳で育てているお母さんは、赤ちゃんがどれだけミルクを飲んだのかわからないので、満腹になったタイミングを見きわめるには、赤ちゃんの行動上の合図（吸うのをやめる、など）にある程度頼るしかありません。

一方で、哺乳瓶でミルクを飲ませている場合は、飲んだ量が正確にわかるため、**親は赤ちゃんが発する満腹の合図ではなく、飲んだ量を見ることが多くなります**。

実際、ある小規模な研究によると、母親から見て哺乳瓶にミルクが残っていることがはっきりとわかるときは、そうでないとき（哺乳瓶にカバーをしたとき）よりも、赤ちゃんに残りを飲み干すようになだめすかす傾向が目立ちました[13]。またいくつかの研究から、大勢の親が授乳の最後に哺乳瓶が空になるのを望ましく思い、**15〜25パーセントの親がすべて飲み干すように促すこともわかっています**[14]。

理論的には、親のこうした行動は満腹になった合図を無視するため、赤ちゃんが自分の合図に対応する能力を妨げることになります。つまり、赤ちゃんは満腹感を覚えてからも飲みつづけるように後押しされているようなものなのです。

もっと言えば、空腹を満たすための適量を飲めないことになります。満腹になった合図が出てからも授乳しつづけるのが習慣化すれば、赤ちゃんが将来食べ物に敏感に反応し、**食べすぎる癖を身につけるリスク**を高めかねません。あるいは、食欲がすでに旺盛になっていれば、それをさらに助長する恐れもあるでしょう。

赤ちゃんがミルクを残すとストレスがたまるかもしれません。つくるのに時間もお金もかかっているのですから（液体ミルクを利用していたらなおさらです）。それでも、赤ちゃんの飲む量がわかってくれれば、毎回つくる量を少なめにして、無駄を避けられるようになるでしょう。

最新のあるレビューでは、全体的に見て、母乳を直接与えている母親は、（粉ミルクでも母乳でも）哺乳瓶を利用している母親より**赤ちゃんに敏感に反応して授乳している**と結論づけています[15]。これは、誕生直後から、母乳の赤ちゃんより粉ミルクの赤ちゃんのほうが、ミルクをたくさん飲んでいることのひとつの説明になるかもしれません。

乳児期の反応型授乳が食欲の調整力にどう影響するかは、さらに知られていません。

1000人以上の赤ちゃんを対象にした大規模な研究によると、乳児期に哺乳瓶を空にするように頻繁に促された子どもは、6歳の時点で、満腹感に比較的鈍感なことがわかりました。めったに促されなかった子どもに比べると、**お皿に盛られたものを残さず食べる子どもの割合が2倍にのぼった**のです[16]。

この研究は、反応型の授乳と自己抑制力に関係があることを示唆しています。研究者や医療関係者のあいだでは、**反応型授乳が自己抑制力を発達させる**のに欠かせないと広く信じられていますが、この理論を検証するにはさらなる研究が必要です。

本人の「空腹感」と「満腹感」に沿うのがベスト

母乳育児は、母乳自体（何を与えるか）も、胸から直接授乳する行為（どう与えるか）も、望ましい食欲調整力を育む可能性があります。また、これまで見てきたように、反応型の授乳は当然のことながら、哺乳瓶による授乳より母乳のほうが楽にできます。

それでも、母乳で育てられている赤ちゃんにも個性があり、食欲にも差があります。母乳に貪欲で、機会があれば空腹でなくても必ず飲む赤ちゃんもいれば、なかなか飲んでくれない赤ちゃんもいるでしょう。つまり母乳でも、粉ミルクの赤ちゃんと同じように、授乳はお腹がすいた合図が発せられたときだけ行い、満腹になった合図があればすぐに授乳をやめることが大切です。

母乳でも食欲旺盛な赤ちゃんがいるため、そうした赤ちゃんに空腹時以外に授乳することは飲みすぎを助長しかねません。私たちは、**空腹感と満腹感だけに応じて授乳すること**が、母乳の赤ちゃんと粉ミルクの赤ちゃんのどちらにも大切だと考えています。

赤ちゃんとの絆を育み、必要に応じてスキンシップをとることはもちろん大切ですが、飲食物によってなぐさめを与える必要はありません。欧州小児消化器肝臓栄養学会でも、なぐさめのための授乳には警告を発しています[17]。

「反応型授乳」で太りすぎを防ぐ

乳児期の反応型授乳と、体重増加または将来の肥満リスクの関係については、複数の研究が行われてきました。なかでもとくに重要なのは、インサイト研究と呼ばれるものです。

この研究では、1年にわたって反応型の育児を実践してもらうグループとして、初めて母親になる145人を無作為に選びました。母親は空腹と満腹の合図を見きわめるコツを学び、飲食物は空腹に対してのみ用い、空腹以外の不快さをなだめるために利用してはいけないと指導を受けました。[18] また、この手法はミルクのあとの離乳食でも実践するように指示されました。

これに対し、反応型育児に関する情報をまったく伝えない対照グループとして、146人の新米の母親が選ばれました。

1年後、反応型育児のグループの赤ちゃんは、対照グループの赤ちゃんに比べると体重増加が少なく、これは母乳でも粉ミルクでも変わりませんでした。指導を受けたグループでは1歳の時点で太りすぎの赤ちゃんが6パーセント以下だったのに対して、対照グループでは13パーセントにのぼりました。

このよく練られた実験は、反応型授乳が、**早い段階で太りすぎを防ぐ可能性がある**ことを示す説得力のある予備的証拠になっています。

またこれは、反応型授乳が母乳育ちの赤ちゃんだけでなく、粉ミルクの赤ちゃんの過剰な体重増加を抑えていることも示唆しており、この点において、何を与えるかだけでなく、**どう与えるかも重要**だという見解を支持しています。

「空腹の合図」って正確にわかるの？

研究が必要なのに、まだ行われていない疑問のひとつは、反応型授乳はどんなときでもベストな方法なのかということです。反応型授乳は本当に万能な方法なのでしょうか？

おもな懸念のひとつは、赤ちゃんがぐずったり泣いたりする原因が、じつは空腹ではなくてほかのことなのに、**親が空腹の合図だと誤解してしまう**と、反応型授乳は飲みすぎを招くのではないかということです。そのため、空腹の合図と、さらには満腹になった合図が実際にどのようなものか理解することが欠かせません（175〜178ページ参照）。

複雑な問題はほかにもあります。反応型授乳は、赤ちゃんに食欲を調整する完璧なシステムがすでに備わっていることを前提にしています。空腹と満腹の合図に親が適切に応じ、それを強化するだけでいい、という考えです。

ところが、私たちの研究によると、それほど単純ではないことが明らかになっています。赤ちゃんのなかには**生まれつきお腹がすきやすく、そのせいで授乳を求める回数が増える**タイプがいます。親は純粋に空腹を訴える泣き声にいつも応えるべきなのでしょうか？　それとも、授乳を控えてもかまわないのでしょうか？

正反対のタイプとして、**食欲が乏しく、授乳をあまり求めない**赤ちゃんもいます。そんな赤ちゃんについても、空腹の合図が出るまで授乳を待つのが正しいのでしょうか？　それとも、脱水症状や体重の増加不良を防ぐため、ミルクを飲みたがらない赤ちゃんには、できるだけ頻繁に、少しずつでも飲ませるべきなのでしょうか？　これらは難しい問題で、科学的にもまだ答えが出ていません。

2013年、アメリカの国立衛生研究所で、幼年期の過剰な体重増加の原因について理解を深めることを目的とした会議が開かれました。[19]　そこで繰り広げられた議論のひとつは、親は乳幼児が空腹の合図を出すたびに食事を与えてはいけないのか、**時には食べ物を控えるべきなのか**、というものでした。最終的に、それを検証するには、さらに研究を進める必要があるという結論に至りました。

私たちはこのことを心に留め、両極端に位置するタイプの赤ちゃんを育てている親が直面する困難について検討し、165〜168ページにかけて科学的根拠に基づいた実用的なアドバイスをいくつか紹介しています。

偏食は必ずしも「親のせい」ではない

私たちが思うに、授乳と幼い時期の成長について、親はあまりにも多くの責任を押しつけられています。私たちは早い時期の食欲が遺伝子に大きく左右されることを知っているだけに、なおさらそう思います。食欲旺盛な赤ちゃんもいれば、親にとって心配の絶えない赤ちゃんもいます。親がミルクを与える初期段階で、**どんなふうに授乳のスタイルを確立していくのか**を検証する研究は、ほとんど行われたことがありません。

そこで私たちは「ジェミニ」において、親がミルクを制限したり（授乳の回数や1回の授乳の量を減らす）、赤ちゃんにもっと飲むように促したりする度合いが、出生時の体重や食欲といった赤ちゃんの特徴によるものか、それともむしろ母親側の不安感によるほうが大きいのか調べることにしました。母親側の不安感というのは、赤ちゃんの体重や授乳方法（胸から直接与えるのか哺乳瓶か）などに対する不安です。

この研究から得られた結果は、**母親は最初から、生まれてきた赤ちゃんのタイプに合わせて授乳のスタイルを確立する**という考えを裏づけるものでした[20]。出生時の体重が少なく、食欲に欠け、親から見て痩せすぎが心配されるような赤ちゃんの母親は、授乳時にはミルクをもっと飲ませようとする傾向が高くなりました。そして、食欲旺盛な赤ちゃんの母親は抑制しようとする傾向が強くなりました。

こうした発見は、母親が出産直後から赤ちゃんのニーズと発達に対して敏感であり、それに応じて適切な授乳スタイルを確立していることを示しています。

私たちは、「ジェミニ」におけるこの研究の追跡調査として、赤ちゃんが幼児になってからの偏食について調べました。すると、これもまったく同じような結果になりました。親は双子の子どもたちに対して、**偏食の程度に合わせて食事の与え方を変えていた**のです[21]。

つまりこれは、子どもの好き嫌いが多いと、親はもっと食べるようにプレッシャーをかけるようになるのであって、親がプレッシャーをかけるから子どもが偏食になるわけではないことを示唆しています。

この研究は、親のミルクや食べ物の与え方が、赤ちゃんや子どもの摂食行動の方向性を決めるという、広く浸透している単純な見解への反論として役立ちます。

食欲旺盛な赤ちゃん——空腹と満腹の合図を見極める

赤ちゃんによっては生まれつき食欲が旺盛で、授乳に関する要求がとても多くなることがあります。これは遺伝的な性質が一因になっていることは確認ずみです（52～54ページ参照）。こうした赤ちゃんは空腹から泣くことが多く、満足させるにはミルクがたくさん必要になるかもしれません。

そんな状況では、親には2つの選択肢があります。お腹をすかせている赤ちゃんにミルクや食べ物を与えるか、もしくは控えるか。

お腹をすかせている赤ちゃんに満足するまでミルクを与えないと、長期的にどんな結果を招くのかはまだわかっていません。また、赤ちゃんの要求に親が細やかに応じないことが、感情的な結びつきに悪影響をもたらすのかどうかも明らかではありません。

そうしたことをふまえると、ミルクを控えるのは親にとって妥当《だとう》な選択肢とは思えないでしょう。そもそも多くの親にとって、これは受け入れられることではありません。赤ちゃんの要求を無視するのはいたたまれないだけでなく、お腹をすかせた赤ちゃんに何も与えずにいることなどとうていできないからです。

もうひとつ考慮すべき点は、母乳育児をしている母親にとって、**飲ませる回数を制限すると母乳の出が悪くなるリスクが高まる**ことです。その点でも、反応型授乳はやはり役立つかもしれません。食欲旺盛な赤ちゃんの要求を満たしつつ、飲ませすぎを防ぐことができるのですから。

食欲旺盛な赤ちゃんは、たとえお腹がすいていなくても、ミルクを差し出されれば嬉しそうに勢いよく飲むでしょう。そんな赤ちゃんには、空腹を知らせる合図が出るのを待って授乳することが大切です。そのため、空腹の合図がどんなものか理解し、空腹による泣き方と、それ以外の原因による泣き方の違いを見きわめられるようになることも重要です（176～177ページ参照）。

赤ちゃんがぐずっているからといって、毎回すぐにミルクを飲ませるのは望ましくありません。ぐずる理由は山ほどあり（赤ちゃんにはそれが数少ないコミュニケーション手段のひとつです）、**泣くことで空腹以外にもさまざまな欲求を表現している**可能性があるからです。また、生まれて間もない時期には、何をしても泣きやまないことが珍しくありません。時には授乳以外の方法でなだめる努力をし、赤ちゃんを寝かしつけたり、静かにさせたりするためだけに授乳する習慣をつけないようにしましょう。

また、このタイプの赤ちゃんは、満腹になってからも、促されればミルクを飲みつづけます。こうした赤ちゃんについては、満腹になった合図が出ていないか注意深く観察し、合図が出たらただちに授乳をやめ、**赤ちゃんの満腹感を見逃して飲みすぎを助長しないように**してください。哺乳瓶を使っているときはとくに気をつけましょう。

食欲の乏しい赤ちゃん —— 無理なく一定の間隔で飲ませる

なかには食欲が乏しく、ミルクを飲むことに興味がないように（または飲むのを嫌がっているようにさえ）見える赤ちゃんがいます。こうした赤ちゃんは、授乳に対する要求がはるかに少なく、**ミルクを飲むのに毎回時間がかかり、途中で眠ってしまうことさえあります**（もっとも、途中で眠ってしまうのは、どんな赤ちゃんにも時々見られることです！）。

このタイプの赤ちゃんは、大きな心配の種になることがあります。親としては、ミルクが足りていないのではないかと不安になるからです。この場合、赤ちゃんが空腹を知らせるのをただ待っているのがベストなのでしょうか？　一部の研究者は、赤ちゃんや子どもがお腹をすかせていないときや、飲んだり食べたりしたいと少しも思っていないときにそれを強要すると、**将来偏食や食べ物への嫌悪といった問題を引き起こす**ことになると指摘しています[22]。

赤ちゃんのミルクの飲み方には、親の授乳スタイルが何かしら反映されているという根強い意見が依然としてあります。ところが、ミルクをあまり飲みたがらない赤ちゃんに無理にミルクを飲ませることが、長期的にどんな影響をもたらすのかは、研究がまだ行われていないため、ほとんどわかっていません。

食欲の乏しい幼い赤ちゃんには、空腹の合図が見られなくても、一定の間隔で授乳するのがよさそうです。**赤ちゃんが飲みたがらないときはいったん中断し、少ししてからまた試してみましょう**。ミルクが足りないのではと不安を感じ、しかも赤ちゃんの体重が増えていないとき（または減っているとき）は、かかりつけ医に相談してください。

「合図」は徐々にわかりやすくなる

赤ちゃんはそれぞれ個性をもって生まれてくるので、**授乳については、親はベストを尽くすしかありません**。赤ちゃんが生まれて最初の数週間から数か月は、めまぐるしい毎日になるでしょう。本書で提案するアドバイスは科学的根拠に基づいていますが、泣いてばかりの赤ちゃんを抱えて寝不足が続くときは、どんなアドバイスでも、とても聞いていられないと思うのが当然です。

生まれたての赤ちゃんに反応型授乳を行うのは難しいことがあります。赤ちゃんについて理解するには時間がかかるため、時には空腹なのかどうかなかなか判断できないこともあるでしょう。また言うまでもなく、赤ちゃんの状態は毎日同じとはかぎりません。日によってはふだんよりずっと気難しいこともあります。また、急成長する時期もあり、そんなときはつねにとてつもなくお腹をすかせているように見えるでしょう。

それでも研究によると、**赤ちゃんが成長するにつれて、合図は格段にわかりやすくなる**ことが明らかになっています。初めのうちは合図を理解できていない気がしても心配いりません。[23]これは学習していくことなので、赤ちゃんを知るにつれて、だんだんとうまく見きわめられるようになるはずです。

反応型授乳は広く支持されていますが、実践できない親もいれば、あえて実践しない親もいます。ニュージーランドの健康増進局は2014年に、初めて育児をする母親の不安を解消しようと、反応型授乳を敬遠する理由を突き止める研究を委託しました。[24]するとおもに「**2つのカベ**」があることがわかりました。

① 赤ちゃんの合図を読みとる自信がない

「初めて子育てする母親には難しいと思います……判断できません。本当にそうなのか悩んでしまいます。お腹がすいているのかもと思っても、違っていたらどうすればいいのでしょう?」

「どうして機嫌が悪いのか見きわめるのは難しい。眠くて不機嫌なのと、1日の疲れで不機嫌なのは少しも変わりません。みんな同じ」

② 授乳をスケジュール化したい

「(お母さんによっては)いわば安全策として授乳をスケジュール化することがあります。そうすれば、管理できているような気がするから。だから、反応型授乳は、周囲にサポートされ、奨励されていると実感できないと、なかなかやる気が出ないのかもしれません」

「スケジュール化するとすごく楽になります。だって娘は食事の時間をわかっているのだから。本人はいらいらせずにすむし、私もそう」

この研究に参加した母親の一部は、規則正しく授乳しているため、赤ちゃんが空腹を感じる状態になったことがないと述べています。赤ちゃんが満腹感を自覚できることや、赤ちゃんによっては気分が悪くなるまで食べつづけることを、信じない母親もわずかながらいました。

そしてほとんどの母親は、乳幼児に対して、空腹の合図を目安にするのではなく、**決まったスケジュールに従って授乳をしたり、食事を与えたりしている**と回答しています。

また、赤ちゃんが成長するにつれてだんだん合図を出さなくなったように感じているというお母さんもいました。

私たちはそうした不安を考慮して、科学的研究に基づき、**反応型授乳の方法に関する実用的な詳しいガイド**をまとめました（次項以降を参照）。これは、直接授乳している場合にも、哺乳瓶を使っている場合にも、さらにはどんなタイプの赤ちゃんにもあてはめることができます。

新生児を迎えたばかりの最初の数週間はさまざまなことが起きるので、そのうえ反応型授乳について考えるのは大変だと思います。

それでも、これからお伝えするアドバイスが本当に有益な情報で、わかりやすく実用的な指南となることを願っています。そしてそれがみなさんの力となり、お子さんが将来食べ物と健康的な関係を築く第一歩を踏み出すことにつながれば幸いです。

「反応型授乳」はこうすればうまくできる

反応型授乳とは、**赤ちゃんの空腹と満腹の合図に、すみやかに適切に反応すること**です。母乳の場合、生後しばらく（とくに最初の2週間）は、母乳が十分に出るようにするために、一定の間隔できっちり授乳してください。母乳がうまく出るようになれば、赤ちゃんの合図に反応して授乳することに集中できるでしょう。

流れはこんなふうになります。

- 赤ちゃんが空腹や満腹を伝えるはっきりした合図を出す。
- 合図を正確に解釈する。
- 合図にすみやかに応じ、十分で適切な量の栄養を与える（授乳を始める、またはやめる）。
- 赤ちゃんは自分が発した合図に対して予測どおりの反応を経験する。これが学習の入口になる。

反応型授乳では、**赤ちゃんの空腹と満腹の合図を見きわめることが**、最初の重要なステップになります。親はふつう、「欲しがったら飲ませる」ようにと言われますが、赤ちゃんが泣くたびに授乳していたら、必ずしも空腹に応じていることにはなりません（泣くこととそれをなだめる方法については、181〜191ページで説明します）。

親にとっては、**満腹になった合図よりも、空腹になった合図のほうがはるかにわかりやすい**ことが研究によって示されています。

親が挙げる空腹の典型的な合図は「泣くこと」と「ぐずること」（いちばん重要です）、それから「唇をなめること」です。

満腹の合図で最もよく知られているのは、「体を引くこと」と「飲むのをやめること」。

また、空腹と満腹の合図は、成長とともに読み取りやすくなることもわかっています。[25] だからといって、誕生直後の数週間は反応型授乳をできないわけではありません。

「泣いたらミルク」を避けるべき理由

これから合図をどう見きわめ、こちらがどう反応すべきかについて必要な情報を紹介します。赤ちゃんの合図を読み取れるようになるには時間がかかりますが、赤ちゃんを知るにつれてわかりやすくなるはずです。

空腹で泣いているのか、ほかの理由で泣いているのかを見きわめるのは簡単ではありませんが、**空腹以外の理由で泣いている赤ちゃんに授乳することには、2つの懸念があります。**

- 食欲旺盛な赤ちゃんはミルクをむさぼり、飲みすぎになる。
- 赤ちゃんが苦痛の解決策として授乳を結びつけるようになり、のちに気をまぎらわせるために食べる習慣を身につけるおそれがある。

赤ちゃんはさまざまな理由で泣きます。空腹以外で泣く理由としては、恐怖、怒り、退屈、疲れのほか、オムツが濡れたときなどの不快感が考えられます。また、明らかな理由がないのに泣くこともあります。

泣くたびに授乳で応じていると、親は空腹ではない赤ちゃんにミルクを頻繁に飲ませることになるかもしれません。心配なのは、**空腹ではない赤ちゃんが、苦痛から逃れる手段として授乳を結びつけてしまうこと**です。

お腹がすけば自分で起きる

授乳以外の方法でなだめれば、赤ちゃんは空腹ではないときに、授乳されなくても気持ちを落ち着かせる経験を積むことになります。つまり理屈としては、赤ちゃんは食べ物によるなぐさめがなくても、**自分の力で気持ちをなだめ、眠りに戻る習慣を身につけられるようになる**はずです。赤ちゃんにとって大切なのは、身体的な癒しといった健康的な方法によって、精神的な苦痛に対処できるよう学習することです。

反応型授乳に必要なのは、授乳以外でなだめる方法を見つけることに加え、生後数週間から数か月にかけて赤ちゃんの睡眠のパターンがどう変化するか理解することです。

そこで本書では181ページから182ページにかけて、**赤ちゃんの生後数か月間の泣き方のパターン**について解説します。

ほとんどの場合、生まれてから数週間で、眠っている赤ちゃんを授乳のために起こす必要はなくなります。**お腹がすけば自分で起きるようになるでしょう。**

「大半の赤ちゃんは、生後数日は体重が減るため、小児科医は1日に8～12回授乳するようにすすめるのが一般的です（平均すると昼夜を問わず2、3時間ごとになります）。ところが、最初の1、2週間で体重が戻っても、医師はもうそれほど頻繁に授乳しなくていいことや、スケジュールどおりに授乳しなくていいことを、わざわざ伝えないケースが珍しくありません。

私は生後2か月になっても、相変わらず3時間ごとに赤ちゃんを起こしている親をよく見かけますが、これはまったく不要です。それどころか、最初の体重減少から回復したら、**授乳のタイミングと頻度は親ではなく、赤ちゃんが決めるべき**です」（イアン・ポール。ペンシルベニア州立大学小児科学・公衆衛生学教授、反応型授乳に関するインサイト研究のリーダー）

時には、これがあてはまらない状況もあります（たとえば、赤ちゃんの具合が悪いときや、眠気をもよおす薬を飲んでいるときなど）。

そんなときは、医師や医療スタッフから指示があるはずです。それ以外は赤ちゃんを信頼し、知らせてくるのを待ちましょう。

赤ちゃんの「空腹の合図」とは？

赤ちゃんが空腹を知らせる合図には、かなり普遍的なものがいくつかあります。これは一度理解すれば簡単に見分けられ、赤ちゃんを知るにつれ、さらにわかりやすくなります。

赤ちゃんは欲求を知らせるために、さまざまな合図を同時に使います。たとえば、「手を口や顔にもっていく」「手を握る」「手足をばたばたさせる」「口をしきりに動かす」「ミルクを吸うような音を立てる」「呼吸が速くなる」など。

こうしたさまざまな行動が見られたら、赤ちゃんはお腹をすかせているということです。**ひとつだけでは空腹の合図とは言いきれません**。とくに、ただ泣いているだけなら、空腹ではなく、どちらかというと苦痛の合図です。お腹のすいている赤ちゃんは泣くこともありますが、ほかの合図も同時に見せるものです。

○ お腹がすきはじめたときの合図（あまり目立たず、口の動きが中心）

- 体をわずかにもぞもぞさせ、口を開け、顔を横に向ける

○ かなりお腹がすいたときの合図（わかりやすく、体全体の動きをともなう）

- ぐずる
- 手足を伸ばす
- 口を開け、手を口にもっていく
- 手を曲げる
- 体の動きが増える

○ どうしようもなくお腹がすいたときの合図（かなり目立ち、苦しそうに見える）

- 苦しそうに、激しく泣く
- 苛立《いらだ》たしげに体を動かす
- 顔が真っ赤になる
- 汗をかく

【注意】赤ちゃんがひどくぐずってしまったら、授乳の前になだめなくてはいけません。**ひどくぐずっている状態では授乳はうまくいかないので、まずは落ち着かせましょう。**泣き方が激しくなったときは、赤ちゃんをそっと抱き、肌と肌を直接触れ合わせるように小児科医はすすめています。[26]

赤ちゃんの「満腹の合図」とは？

親をはじめ、赤ちゃんの世話をしている人は、**満腹になった合図のほうが読み取るのが難しく、見逃しやすい**と感じていることが研究から明らかになっています。[27] ただし、合図に気づいてからも、もっと飲むように促す行動もよく見られます。大切なのは、合図に気づいたらそれに応じて授乳をやめることです。

○ 満腹になりはじめたときの合図

- 飲むスピードが遅くなる、または勢いが弱くなる
- 腕や足、指がリラックスして、力が抜ける

○ かなり満腹になったときの合図

- 飲むのをやめる
- 乳首から口を離す
- ぼんやりする、または周囲に関心を向ける（生後4か月以上）

○ ひどく満腹になったときの合図

- 押しのける、またはのけぞる
- 乳首から顔をそむける
- 唇をぎゅっと閉じる（4〜7か月）
- 寝入る（0〜3か月）

「哺乳瓶」を使って反応型授乳をするコツ

哺乳瓶での授乳は飲ませすぎになりやすいことをふまえ、哺乳瓶を使っている赤ちゃんのためにさらにいくつかコツをお伝えします。

- **毎回哺乳瓶に入れる粉ミルクや母乳の量に気をつけましょう。** 1回分の適量より多く入れてはいけません。赤ちゃんが飲み終えてもまだお腹をすかせている様子が見られるなら、さらに授乳してもかまいません。
- ミルクを一気に飲み干してしまう赤ちゃんには、**ミルクがゆっくり出る乳首（乳口）を試しましょう。**
- 哺乳瓶の乳首をこちらから含ませるのではなく、**赤ちゃんのほうからくわえるように促しましょう。**
- **粉ミルクには何も加えてはいけません。** なぜなら、赤ちゃんの食欲調整力を妨げ、過食につながる可能性があるからです。また、生後0〜4か月の赤ちゃんには、発達上ミルク以外のものを受け入れる準備ができていないため、不快感をもたらすこともあります。
- 赤ちゃんがまだ自分で哺乳瓶を持てない時期に、瓶を何か（クッションなど）に立てかけたりしてひとりで飲ませてはいけません。

- **寝かせるために哺乳瓶を与えると、哺乳瓶**（**および授乳**）**が精神的なぐさめになりかねないので、やめましょう。**なだめるために授乳することは、赤ちゃんがもう少し大きくなったときに、気持ちをまぎらわすために過食に走る下地をつくりかねません。また将来的に、哺乳瓶がないと寝かせるのがかなり難しくなる恐れもあります。
- 赤ちゃんに十分飲んだ様子が見られたら、**残りを飲みきるように促したり、強要したりしてはいけません。**健康な赤ちゃんは、自分が空腹かどうかも、お腹がいっぱいになったタイミングもわかります。赤ちゃん自身が判断したことを尊重しましょう。乳首から口を離す、泣く、唇をぎゅっと結ぶ、ミルクを吐き出すときは、もう十分飲んだことを知らせています。
- **定期的にげっぷをさせる時間をとり、授乳の速度を調整しましょう。**
- **授乳中は、あなたや赤ちゃんの気が散りそうなことは避けましょう**（ネットやメール、テレビなど）。合図を見きわめるためにも、赤ちゃんの気を散らさないためにも、赤ちゃんに集中してください。偏食の赤ちゃんは、ミルクを飲むよりもっとおもしろそうなことがあると、すぐに気を取られてしまいます（携帯やタブレット端末に見入るなど）。一方で、食欲旺盛な赤ちゃんは、ほかのことに気を取られると、満腹になった自分の感覚に注意を向けられなくなる場合があります。

「最初の9週間」がいちばんよく泣く

残念ながら、入手可能な最も有力なデータが示すように、赤ちゃんがひどく泣いたり、ぐずったりするのはよくあることです。[28] 申し分なく健康な赤ちゃんの親の約4分の1が、わが子がそうだと回答しています。[29] ですから、赤ちゃんが永遠に泣きやまないように思えても、あなたはひとりではありません。

泣いている赤ちゃんへの対処は、初めての育児で経験する最大の試練のひとつです。そこで、最初の数か月にどんなことが起きるのか知っておくとよいでしょう。授乳との関係だけでなく、自分の精神状態にもプラスになるはずです。

一般的なパターンとして、赤ちゃんは生まれてから最初の9週間がいちばんよく泣き（なだめようのないことが多いでしょう）、生後10～12週になるまでにはピークが過ぎます。[30] また、とくに**夕方近くから晩にかけて泣くことが多くなる**のも特徴です。

すべての赤ちゃんがこの泣き方のパターンを経験しますが、なかにはとくによく泣く赤ちゃんもいて、いつまでも泣きつづけ、何をしても泣きやまず、何の前触れもなく泣きだすことがあります。親であるみなさんにとって、これはフラストレーションのたまる耐えがたい状況です。

専門家のあいだでは、「PURPLE《パープル》クライングの時期」と呼ばれることがあります。これは次の特徴の頭文字をつなげた表現で、この時期にはどれもよくあるので、何ら問題はありません。[31]

- **Peak**（ピーク）——生まれて9週間でひどく泣くピークに達する。
- **Unexpected**（予期できない）——いつ泣き出すのか予期できない。
- **Resist soothing**（なだめられない）——何をしても泣きやまない。
- **Pain-like face**（痛そうな表情）——痛そうな表情をしていても、痛いわけではない。
- **Long-lasting**（長く続く）——延々と泣いているように見え、1日に5時間も泣くことがある。24時間泣いているように感じられるかもしれない。
- **Evening**（夕方）——激しい泣き方は、夕方近くから晩にかけて見られることが多い。

「泣いている赤ちゃん」への対処法

泣いているのをなだめる方法とその研究について詳しく論じるのは、本書の範囲を超えています。それでも研究によって、赤ちゃんが泣く時間を約半分にできる可能性がある秘訣が2つ示されているので紹介します。[32]

①赤ちゃんが空腹の合図を出したらすぐに授乳する

すでにお伝えしたように、空腹の合図をすぐに察知し、赤ちゃんが空腹のあまり取り乱す前に授乳することを徹底しましょう。

②スキンシップの時間をたっぷりとる

24時間のうち10時間ほどスキンシップをとると、ぐずったり泣いたりする時間が全体的に減る可能性があります。

これは赤ちゃんが起きているときでも、寝ているときでもかまいません。**とくに、生後数日から数週間のスキンシップは大切です。**赤ちゃんは安らぎを覚え、お母さんがいることを確認できるでしょう。また、生後6か月までは、赤ちゃんが眠っているときも同室で過ごしましょう（ただし、乳幼児突然死症候群〈SIDS〉のリスクが高まるため、同じベッドで寝るのはやめてください[33]）。

「消去法」で泣いている理由を突き止める

この2点を守っても、赤ちゃんは泣くことがあります。これはごくふつうですが、ストレスがたまるのは言うまでもありません。赤ちゃんの気質はだんだんとわかってくるものです。生まれつきやや神経質で気難しい赤ちゃんもいれば、同じ赤ちゃんでも機嫌のいいときとそうでないときがあるでしょう。

赤ちゃんのことを知るにつれて、何を求めているのか読み取れるようになってきます。ミルクなのか、なぐさめなのか、オムツ替えなのか、気晴らしなのか、それとも何かほかのことなのか。

ほかの理由ではなく、「お腹がすいたときの泣き方」がどんなものか、だんだんと聞き分けられるようになったと話す親御さんもいます。もっとも、これは誰にでも当てはまるわけではないので、わからなくても心配いりません。

ある研究では、聞き分けられると言った親は、泣き声の特徴そのものではなく、時刻に基づいて判断していることがわかりました。[34] 実際、赤ちゃんの泣き声に関する研究から、生後6か月以下の赤ちゃんの泣き声に潜む感情を聞き分ける親の能力は、育児経験のない大人と少しも変わらないことが明らかになっています。ただし、赤ちゃんが成長するにつれてわかりやすくなります。[35]

そこで、何が問題なのか突きとめるには「消去法」が最適です。

一度にひとつずつ試して問題を確認しましょう。そして授乳をするのは、赤ちゃんが空腹の合図を出しているときだけにしてください。

赤ちゃんをなだめるのに、科学的に効果が裏付けられている方法がいくつかあるので紹介します（なかには赤ちゃんだけでなく、みなさんにも効果的なものがあります）。

① 「おしゃぶり」を使う

最近おしゃぶりはすたれていますが、ぐずっている赤ちゃんを落ち着かせるときや、寝かせるときの習慣として使うと効果があることは、データによって十分に裏付けられています。

小児科医のあいだでは、**何かを吸うことが、泣いている赤ちゃんを落ち着かせるいちばん効果的な方法**だと広く認められています（月齢の低い赤ちゃんにとっては、痛みを和らげる効果がある可能性も指摘されています）。

おそらく、おしゃぶりは赤ちゃんに不必要なミルクを飲ませずに、吸いたいという欲求や願望を満たしてくれるでしょう（「非栄養的」吸啜《きゅうてつ》）。

おしゃぶりにはさらにもうひとつ、大きな利点もあります。現在、米国小児科学会では、昼寝や夜寝るときの**乳幼児突然死症候群（SIDS）のリスクを減らすために**、赤ちゃんにおしゃぶりを与えることを推奨しています[36]。

あるレビューでは、睡眠時におしゃぶりをくわえさせると、2733人につき1人の赤ちゃんもSIDSで死亡することがなかったと指摘しています[37]。

SIDSのリスクがとくに高いのは生後6か月までで、それ以降はおしゃぶりを使ってもあまり効果はありません。ただし、おしゃぶりは軽い感染症（耳の感染症など）のリスクを高める

0歳〜

場合があります。そのため、**6か月を過ぎたらおしゃぶりはやめるのが賢明**であり、そう推奨されています。また、口腔のトラブルが起きるリスクを下げるため、2歳以降は使用しないことも推奨されています。

おしゃぶりをあまり早い時期から使うと、母乳を飲ませるのに支障が出るという話を聞いたことがあるかもしれません。おしゃぶりと乳首では吸い方が違うからという理屈です。

けれども、4つのランダム化比較試験（最高水準のデータ）のレビューでは、**それを示す証拠は見つかっていません**。おしゃぶりを使うグループと使わないグループにランダムに分けられた赤ちゃんのあいだで、母乳の飲み方に差はありませんでした[38]。つまり、**これはおそらく思い込みでしょう**。それでも私たちとしては、おしゃぶりは母乳をしっかり飲めるようになってから使うことをおすすめします。

また、すべての赤ちゃんがおしゃぶりを気に入るわけではありません。そのため、嫌がったら強要してはいけませんが、試す価値はあるでしょう。使用するとなったら、寝るときは必ず利用し（昼も夜も）、哺乳瓶と同じように消毒してください。

② スワドリング（おくるみで包む）

育児の慣習のなかでもとくに古いもののひとつにスワドリングがあります。18世紀以前は至るところで見られましたが、その後はすたれ、イギリスでは最近ふたたびはやりはじめています（ほかの国でも）。

スワドリングについては意見がかなり大きく分かれているので、はたして本当に効果があって安全なのか調べました。

9つの質の高いランダム化比較試験を含む、スワドリングに関するすべての研究を対象にしたレビューでは、正しく行われれば、**赤ちゃんを落ち着かせるうえでも（激しく泣く赤ちゃんはとくに）、寝かしつけるうえでも効果のある方法**だと結論づけています[39]。

ところが、別のレビューは、スワドリングがSIDSのリスクの増大に結びついていることを突きとめています[40]。そのため、スワドリングを行うときは、以下の米国小児科学会の提言に従い、正しい方法でできるだけ安全に行うことが大切です[41]。

- **赤ちゃんをあおむけに寝かせ、絶対にうつ伏せや横向きにしないこと。**

これは赤ちゃんをくるむかどうかに関係なく、基本的なアドバイスです。**うつ伏せにされた状態で眠りにつくとSIDSのリスクが高まります**[42]。赤ちゃんが成長し、寝返りを打ってうつ伏せになるようになったら（生後2か月前後から始まる可能性があります）、くるむのはやめましょう。スワドリングは生後間もない赤ちゃんだけが対象です。

- **くるむのは上半身だけにして、下半身は自由に動けるようにすること。**

脚を付け根から曲げ伸ばしできるようにしましょう。なぜなら、昔ながらのスワドリング（両脚をまっすぐ伸ばして縛る）は、股関節の発達に支障が出るリスクがあるからです。スワドリング用のおくるみを買うときは、**下半身がゆるい袋状になっていて、股関節を自由に動かせることを**確認してください。

- **赤ちゃんの頭部はくるまない。**

SIDSのリスクと、熱がこもりすぎるリスクが高まるからです。薄手の綿のブランケットやモスリンで、肩から下だけをくるみましょう。

- **きつくくるみすぎない。**

ただし、ゆるまない程度に安全に配慮して、しっかりくるみましょう。そうすれば、窒息事故や、呼吸器系の感染症から赤ちゃんを守ることができます。

③ 親密な「スキンシップ」をする

赤ちゃんが親密なスキンシップを好むことを示す証拠はたくさんあります。[43] 昔ながらのスリングを使っても、ただぴったりと抱くだけでもかまいません。とくに肌と肌を直接触れ合わせることは、生まれて間もない赤ちゃんに安らぎを与えます。

赤ちゃんの顎をあなたの肩に乗せるようにして抱いてあげるのも、景色が変わるのでおすすめです。短いあいだでも、目新しいことがあると泣きやむことがあります。

それでもだめなら、あなたがそっと動いたり、赤ちゃんを優しく揺らしたりすることで泣きやむことがあります。ただし、あまりたくさん揺らしすぎたり、歌を歌ったりすると、赤ちゃんを刺激して、眠気を遠ざけてしまうので気をつけましょう。

赤ちゃんは私たちと同じように、他者のストレスを感じとるので、抱いているときはみなさんも穏やかな気持ちを保つように努めてください（口で言うほど簡単ではないこともありますが！）。

④ 安全な場所に寝かせ、しばらく「休憩」する

何をしても効果がなく、我慢の限界に達したときは、赤ちゃんを安全な場所（ベビーベッドなど）に寝かせてその場を離れ、何分か頭を冷やし、心を落ち着かせることを小児科医はすすめています。[44] 落ち着いたら赤ちゃんのところへ戻って様子を確認しましょう。これは少しも悪いことではなく、時にはぜひとも必要です。

赤ちゃんが夜中に目を覚ましたら？

赤ちゃんが夜中に目を覚ましても、必ずしもそのたびに授乳する必要はありません。空腹の合図が見られたときだけ授乳しましょう。生まれたばかりの赤ちゃんはしょっちゅう目を覚ましますが、成長するにつれてだんだん少なくなります。**すぐに授乳をするのではなく、次のこ**

とを試してみましょう。

- 2、3分待って、ひとりでまた寝つけるか見守る(赤ちゃんが少し大きくなってきたら、待つ時間を延ばしましょう)。
- それでもだめなら、空腹の合図が見られない場合は、授乳以外の方法でなだめる。
- お腹をすかせていたら授乳する。
- 夜中に赤ちゃんのところに行くときは、赤ちゃんが真夜中に刺激を求めるようにならないよう、静かに短時間ですませる。

「パープル・クライングの時期」という表現を考えた研究者たちは、生後間もない赤ちゃんが泣くことについて、これだけは断言できると述べています。

「時には何かが功を奏することはあるが、**何をしてもまるでだめなときもある**[45]」

ですから、何をしても泣きやみそうになくても、自分のやり方が間違っているとか、親として失格だとか思わないようにしてください。

それでも何か問題があるのではないかと不安なときは、かかりつけ医に診てもらいましょう。医師は激しく泣く原因になりそうないくつかの不安を取り除いてくれるはずです。具体的には、ミルクの不足や飲みすぎ（どちらもこれから対処法を説明します）、ミルクの逆流、アレルギー、感染症などが考えられます。**最後の3つは、激しく泣く赤ちゃんの約10パーセントにしか見られません。**[46] 激しく泣く赤ちゃんにうまく対処できずに苦労しているなら、インターネットにも役立つ情報があるので利用しましょう。

「ちょうどいい量」を飲ませるには？

反応型授乳の懸念のひとつは、赤ちゃんに飲ませるミルクの量が足りているのか、それとも多すぎないか、どうしたらわかるのかということです。

「ミルク不足」とは、健康的な成長に必要なカロリーが十分摂取されていない状態のことで、「飲みすぎ」は過剰な体重増加を招くほどカロリーをとっている状態を意味します。

育児が初めての親にとって、最大の懸念のひとつは、赤ちゃんがミルクを十分飲めているかどうかで、飲みすぎを心配する親はほとんどいません。**実際には飲みすぎのほうが多く見られますが、短期的な影響としてはミルク不足のほうが深刻**です。

飲みすぎは哺乳瓶を使っている赤ちゃんのほうが問題になりやすいようですが、直接母乳を飲んでいる赤ちゃんでも飲みすぎになるのかどうかは議論の多い問題です（159〜161ページ参照）。また、母乳の赤ちゃんの多くが、「機能性乳糖過剰摂取」と呼ばれる一種の飲みすぎを経験しますが、これについては195ページで詳しく説明します。

「ミルク不足」を示すサイン

多くの親御さんは、赤ちゃんが思っていたほどミルクをたくさん飲まないときや、数日前より飲む量が減ると不安になります。赤ちゃんに必要なミルクの量は、発達にともなってある程度変化するため、飲む量が減っても成長のプロセスを反映しているだけのこともあります。

たとえば、生後4～5か月くらいには、赤ちゃんの成長のスピードがゆるやかになるため、エネルギーの必要量が（最初の3か月に比べて）急激に減る時期があります。それでも、**ミルク不足を示す明らかなサイン**があるので紹介します。

- 24時間でオムツが濡れる回数が5回以下（生後5日目以降の赤ちゃんについて）。
- 赤ちゃんが不安そうで落ち着きがなく、イライラして眠れずにいる。
- 極端にミルク不足の赤ちゃんはひどく眠そうになり、何も要求しなくなる。
- 何週も連続で、**体重がほんの少ししか（またはまったく）増えない**。

ミルク不足になるいくつかの原因は次のとおりです。

- 食欲が乏しい（満腹になったことに敏感である、食べ物への反応が鈍い、飲むのが遅い、飲むことに喜びを感じない）。
- 赤ちゃんの空腹の合図に応じて授乳せず、**厳密に時間を決めて授乳している**。
- 早産児や具合の悪い赤ちゃんは、**うまく吸う力がない**ことがある。
- 先天的な不具合があり、うまく吸う能力に支障が出ている（舌小帯短縮症、脳性麻痺《まひ》、口蓋裂）。
- 粉ミルクが正しく調合されていない（**粉に対してお湯が多すぎる**）。
- 水を飲ませすぎている。
- 極端な寝不足のせいで赤ちゃんの疲労が激しく、ミルクを欲しがることやうまく飲むことができず、また、夜間の授乳中に起きていることができない。

○「ミルク不足」の対処法

- かかりつけ医の予約を取り、身体的な原因がないか診てもらう。
- 診てもらっても明らかな身体的原因が見つからないときは、赤ちゃんの空腹の合図に改めて細心の注意を払う。赤ちゃんがはっきりとした合図を出さないときは、**日中は3〜4時間ごとに授乳を試し、飲んでくれるかどうか確かめましょう**。
- ミルク不足のときも、満腹の合図が見られたら、やはり必ず適切な対応をする。**赤ちゃんが**

もう飲みたくないというそぶりを見せたら、ただちに授乳をやめましょう。たとえ体重増加に不安があっても、1回分の量を最後まで飲ませようとしてはいけません。無理強いをすると、授乳を嫌がるようになる可能性があります。

- 赤ちゃんの睡眠時間を十分に確保する。

「ミルクの飲みすぎ」を示すサイン

ミルクの飲みすぎ（栄養過多）は、哺乳瓶を使っている低月齢の赤ちゃん（生後0～3か月）を中心によく見られる問題です。たとえ体重が増えすぎていても、赤ちゃんの十分な体重増加がいまだに重視されているため、この問題は見過ごされています。哺乳瓶を使っていると、直接授乳するときより飲みすぎを招きやすくなりますが、食欲旺盛な赤ちゃんの場合は、母乳でも自分の意思によって飲みすぎてしまうことがあります。**食欲が原因の飲みすぎのおもな兆候は、体重の急速な増加です。**

飲みすぎの原因には、次のようなものがあります。

- 親の授乳が赤ちゃんの空腹の合図に合っておらず、頻繁に授乳しすぎている。
- 赤ちゃんの食欲が旺盛で、親が授乳のときに哺乳瓶にミルクを多く入れすぎている（必要な量や推奨されている量よりもたくさん入れている）。
・親が満腹の合図に気づいていない。
・赤ちゃんが満腹になってからも、親がもっと飲むように積極的に促している。

○「ミルクの飲みすぎ」の対処法

・反応型授乳を行う。赤ちゃんが空腹の合図を出したときだけ授乳し、満腹の合図が出たらやめましょう。
・毎回の授乳のとき、哺乳瓶にミルクを入れすぎないようにする。
・赤ちゃんの飲むスピードが速すぎないか確認する。必要なら、**授乳を中断して何度かげっぷをさせる時間をとる**か、哺乳瓶を使っているなら、ミルクがゆっくり出てくる乳首を使いましょう。

乳糖の「過剰摂取」に気をつける

あまりなじみがなく、研究も多くありませんが、飲みすぎのもうひとつのタイプは「機能性乳糖過剰摂取」と呼ばれるものです。これは**母乳分泌過多症と、粉ミルクを飲んでいる赤ちゃんの飲みすぎ**に関連するよくある問題です[47]。

母乳で育てられている赤ちゃんのじつに3分の2が、生後3か月までにこのタイプの飲みすぎによる一時的な症状を経験しますが、生後6か月まで影響を受ける割合はごくわずかだと見られています。哺乳瓶を使っている赤ちゃんにも見られますが、どれくらいの割合なのかは不明です。

機能性乳糖過剰摂取は（乳糖不耐症と混同しないでください）、**赤ちゃんが大量の乳糖を摂取し、それをうまく消化できないときに生じる**と考えられています。粉ミルクを飲んでいる赤ちゃんの場合、ミルクを飲みすぎることで生じます。単純にミルクをたくさん飲みすぎて、摂取した乳糖の量そのものが許容量を超えた状態です。

母乳で育てられている赤ちゃんの場合、これは母乳から脂肪を十分に摂取できていないときに起きるのではないかというのが研究者の考えです。**母乳に含まれる脂肪の量は授乳中に変化し、後乳は前乳より多くの脂肪を含んでいます**（134ページ参照）。この脂肪分の高い後乳は、母乳が腸を通るスピードを下げ、それによって乳糖の吸収を可能にし、「コレシストキニン」と呼ばれる満腹ホルモンの分泌を促して、赤ちゃんに満腹感をもたらします。

○ 母乳からしっかり「脂肪」をとらせる

母乳がたくさん出すぎて、**授乳をもう片方の胸に切り替えるのが早すぎる**と、赤ちゃんは脂肪分の高い後乳を十分に飲めなくなります。この問題に関する最近のある論文では、いくつか

の一般的な授乳習慣が機能性乳糖過剰摂取の一因になっている可能性を指摘しています。(48)

【要因1】授乳を決まった時間に限定して、クラスター授乳を行っていない

クラスター授乳というのは、30〜60分おきという短い間隔でミルクをほしがる赤ちゃんに授乳をすることで、ふつうは夕方に見られます。赤ちゃんがこのあいだに飲む母乳は量が少なく、脂肪が多くなる傾向にあります。

【要因2】いつも張りが強いほうの胸から授乳している

この場合、赤ちゃんがいつも、量が多く、脂肪が少ない母乳をたくさん飲んでいる状態になります。

【要因3】いつも両方の胸で授乳している

これは母乳の供給量を増やすために、生後数日から数週間はとても大事なことです。ただしこの方法では、赤ちゃんが片側をすべて飲みきれば得られるはずの、脂肪分の多いクリーミーな母乳をあまり飲めない可能性もあります。

【要因4】搾乳して、哺乳瓶で飲ませている

搾乳器は、後乳を搾りだすのがあまり得意ではありません。

ミルクがあまりにも速く赤ちゃんの腸を通過すると、飲んだ量に見合った満足感を得られません。また、**乳糖が十分に消化されず、結腸（大腸の一部）で発酵**します。[49] 機能性乳糖過剰摂取の赤ちゃんは、かなり泣いたりぐずったりしますが、これから紹介する症状の一覧を読めば無理もありません！

機能性乳糖過剰摂取は過剰な体重増加につながることがありますが、必ずそうなるわけではありません。過剰な栄養はいつも消化されるとはかぎらず、排出されることもあるからです。

◯ 乳糖の「過剰摂取」の症状

研究者たちは、機能性乳糖過剰摂取によって、未消化の乳糖が赤ちゃんの大腸で発酵すると、以下のような症状が現れる可能性があると指摘しています。

- 満腹感を感じにくく、何度も授乳を求める。
- 泣く。
- ミルクの逆流。
- ミルクを飲むのが速すぎて空気をたくさん飲み込むため、げっぷをする。
- 粉ミルクの赤ちゃんは、便がゆるくなって悪臭をともなうようになり、母乳の赤ちゃんは便が水っぽくなり、爆発的な排便が起きる。
- 腹部に極端にガスがたまる。

- 腹部の張りや痛みのせいで、ぐずったり、泣いたり、いらいらしたりする。
- 睡眠障害。

皮肉なことに、飲みすぎの症状を目にしたお母さんは、赤ちゃんがいつもミルクを欲しがるので、ミルクが足りていないのではないかと思うかもしれません。けれども、理論的には、**低脂肪のミルクを何度も授乳すれば問題を悪化させるだけ**でしょう。

この分野の研究者は、機能性乳糖過剰摂取は母乳の与え方によって完全に改善できると断言しています。それは母乳にもともと問題があることを知らせているわけでも、赤ちゃんが何らかのタイプの乳糖不耐症であることを示しているわけでもありません。機能性乳糖過剰摂取は、医療の専門家のあいだでも認識が乏しく、授乳にトラブルがあっても見落とされたり、除外されたりすることが多い問題です。[50]

必要な授乳の「量」と「回数」は？

これから、平均的な赤ちゃんが生後6か月までに必要とする授乳の回数と量について、ガイドラインを紹介します。赤ちゃんの授乳がうまくいっているかどうか、おおよその目安になるはずです。とはいえ、あくまでも目安にすぎず、赤ちゃんはそれぞれみんな違うので、鉄則ではありません。大切なのはやはり、赤ちゃんを信頼して反応型の授乳を行うことです。

生後6か月までに赤ちゃんが必要とする授乳の量と回数は、月齢と性別、大きさ（体重）、食欲によって変わります。生まれたばかりの赤ちゃんの胃はとても小さく（サクランボほどの大きさ）、急激に成長が進むので、**少量の授乳がかなり頻繁に必要**になります。

赤ちゃんは成長するにつれてより多くのミルクを飲めるようになり、成長のスピードも少しゆるやかになります。つまり、授乳もそれほど頻繁には必要としなくなるのです。

男の子は女の子より少しだけ重く生まれる傾向にあり、この体重差はその後も続くため、**平均的な男の子に必要なミルクの量は女の子よりやや多くなります**。

母乳で育てられている赤ちゃんは、粉ミルクの赤ちゃんに比べるとやや小柄で、成長のスピードが遅い傾向があります。つまり、粉ミルクの赤ちゃんのほうが大きいので、より多くのカロリーが必要になると考えられています。

生まれたときの体重がやや重いすべての赤ちゃんにも同じことが言えます。**大きめの赤ちゃんは、小さめの赤ちゃんよりも必要とするエネルギーが多く**、体重を維持するためにも、成長するためにも、より多くのミルクが必要です。

とはいえ実際には、母乳で育てていると、たとえ搾乳したとしても、赤ちゃんが何キロカロリー摂取しているのかはわかりません。**母乳のカロリーは1回の授乳のあいだにも、授乳ごとにも変化する**からです。母乳による授乳がうまくできるようになると、各乳房には平均約18

粉ミルクの授乳の目安（監修者より）

月齢	頻度の目安	授乳量の目安
誕生から数日間	1日8回ほど	0日目10〜15ml、1日目60ml/kg［赤ちゃんの体重］、2日目90ml/kg、3日目120ml/kg、4日目180ml/kg、7〜10日目150ml/kg（以上は1日のトータルの量）
〜1か月未満	1日7〜8回	80ml／回
1〜2か月頃	1日5〜6回	120〜150ml／回
2〜3か月頃	1日5〜6回	150〜160ml／回
4〜5か月	1日4〜5回	200ml／回

※出典：柳澤正義監修『授乳・離乳の支援ガイド 実践の手引き』（母子保健事業団）、本田義信「人工乳の使用法と注意点」（『周産期医学2005 Vol.35 増刊号』）

0ミリリットルのミルクが蓄えられますが、これはほとんどの赤ちゃんが1回の授乳で飲める量をはるかに上回っています。[51] ただし、片方の乳房に蓄えられる量は個人差があります（約75〜380ミリリットル）。

そのため、授乳の回数を把握するのも大切ですが、赤ちゃんの体重を最適なスピードで増加させることが、授乳がうまくいっているかどうかを確認するいちばんの指標になるでしょう。

赤ちゃんの食欲はそれぞれ異なり、時とともに変わることもあるでしょう。赤ちゃんが順調に成長し、発達しているなら、授乳の厳密な量と回数にこだわりすぎないことが大切です。**赤ちゃんにどう飲ませるのかということと、合図に応じて授乳することが**、何をどれだけ飲ませるかと同じくらい重要です。

赤ちゃんのミルクを飲むパターン、睡眠のパターン、泣いたことなど、その日の様子を、スマートフォンでもメモ帳でもいいので**毎日簡単に記録しましょう**。これは赤ちゃんの行動パターンを見つけ、赤ちゃんについて理解を深めるのに役立つでしょう。

少し時間がかかるかもしれませんが、**授乳と睡眠のパターンがわかれば、それに基づいて行動できます**。赤ちゃんのことを誰よりもよくわかるのはあなたです。

第5章のまとめ

- ミルクに対する赤ちゃんの反応は一様ではありません。ミルクを差し出されればいつも嬉しそうに飲み干す赤ちゃんもいれば、少しも興味がなさそうな赤ちゃんもいます。
- どう授乳するかは、赤ちゃんがどんなふうにミルクを飲むタイプか理解し、反応型授乳を実践しながら、**タイプに見合った方法で行うことが大切**です。
- それには、赤ちゃんが生まれたときから、赤ちゃん自身とミルクの飲み方について理解する必要があります。
- 赤ちゃんが満腹になった様子を見せたときは、**もっと飲むように促しても、強要してもいけません**。そんなことをすると、食欲旺盛な赤ちゃんは飲みすぎてしまい、食欲の乏しい赤ちゃんは食べ物に嫌悪感を覚えるようになりかねません。

- 胸から直接授乳するより哺乳瓶のほうが授乳のしすぎになりやすいものの、**母乳の赤ちゃんでも飲ませすぎになる可能性はあります**。
- 生後3か月までは、赤ちゃんがひんぱんに泣くのはよくあることです。あまりにもひどいと、とてつもないストレスになりますが、赤ちゃんには何の問題もないことがほとんどです。また、**必ずしも空腹が原因で泣いているとはかぎりません**。
- 赤ちゃんが泣いても、まず授乳でなだめようとしてはいけません。ミルクを飲ませるのは、赤ちゃんがお腹をすかせていると判断したときだけにしましょう。

PART 3

「離乳食」は何を与える？

赤ちゃんにミルクだけを飲ませていたあとで離乳食を始めるのは、大変そうだと思えるかもしれません。離乳食に関する情報は山ほどあり（いつ、どんな食べ物から、どんなふうに始めるのか）、それが混乱を招くこともあります。私たちはこの込み入ったテーマについて、みなさんが正しい情報を得られるように、私たちが自ら行った研究や、目を通した研究を紹介します。

パート3では、離乳食についてアドバイスします——**科学的事実に基づき、いつ、何を、どう導入すべきか**説明します。

離乳は赤ちゃんにとって刺激的な時期です——ミルクだけの単調な食生活に別れを告げ、いよいよさまざまな未知の食感や味を経験するときがやって来るのです。

ところが、親にとってはストレスになることもあります。とくに、思っていたようにいかないとなおさらです。

たとえば、赤ちゃんが特定の食べ物をいやがることや、何も受けつけないように見えることがあるでしょう。

本書では離乳の手順のあらゆる側面について指南します。そして、実用的なアドバイスをすることで、赤ちゃんが極端な偏食に陥《おちい》る可能性を減らし、野菜をはじめとする健康的な食べ物をできるだけ好きになり、これから先の成長の土台となる多様な食習慣を身につけることを願っています。

赤ちゃんの変化する栄養上のニーズを満たすこと、赤ちゃんが食べる量を自己管理する能力を身につけられるようにサポートすること、赤ちゃんが食べ物と良好な関係を保ちながら、健康で幸せに成長できるよう手助けすること。私たちがめざすのは、みなさんがこれらを確実に実行できるようにすることです。

第6章

「いつ」始める？

赤ちゃんはこんな合図を出してくれる

離乳食を始める時期は、乳幼児の栄養に関する話題のなかでもとくに活発に議論されています。世界保健機関（WHO）では、母乳には感染症予防などさまざまな利点があるため、生後6か月までは完全に母乳だけで育てるように推奨しています。イギリスの保健省も、離乳食は赤ちゃんの消化器が十分に発達する6か月まで待つように推奨しています。※

一般的に、**生後4～6か月くらいから、赤ちゃんが体に蓄えている鉄が枯渇しはじめる**と考えられ、それが鉄分不足（貧血）を招くのではないかという懸念を生みだしています。

とくに心配されるのは完全母乳の赤ちゃんです。**母乳には鉄分が少なく、赤ちゃんはこの時**

期になると、食べ物から鉄分を摂取する必要が出てくるからです[1]。

ところが、離乳食を始める正確な月齢については激しい議論があり、「離乳のジレンマ」をもたらしています。一方では、6か月以前に離乳食を始めると、赤ちゃんが母乳を飲まなくなる可能性があり、**母乳には免疫をつける効果があるため、離乳食の早期導入は感染症のリスクを高める**危険性があるという懸念があります。

ところがもう一方では、4か月以降は赤ちゃんに必要なエネルギーと栄養を満たすには、ミルクだけでは足りないという懸念もあるのです。

免疫の問題は、粉ミルクの赤ちゃんにはあまり関係ありません（粉ミルクは感染症を予防しないため）。WHOは、「母乳以外のあらゆる飲料や食べ物」を「補完的な」食品と見なしています。したがってその意味では、赤ちゃんは粉ミルクを飲みはじめたときから補完食を口にしていることになります。

そのため、各機関のガイドラインは、粉ミルクの赤ちゃんにあてはめるのが難しくなっています。しかも、大多数の赤ちゃんは6か月になるまでには粉ミルクをある程度飲んでいます。

ガイドラインの問題点は、アプローチが画一的で、赤ちゃんがそれぞれ違うということを考

※監修者より
日本では生後5〜6か月での開始が推奨されています。

慮していないところにあります。イギリスでは、多くの親は生後6か月の時点でもう母乳を飲ませていません。それなら赤ちゃんが粉ミルクを飲んでいるのに、離乳食に移るのを6か月まで待つ必要があるのでしょうか？　また、赤ちゃんが6か月になる前に食べ物を受け入れる準備ができたと思われるとき、親はどうしたらいいのでしょう？

国によっては、離乳食は生後4か月から6か月のあいだに始めるのが妥当だと考えられています。2010年にイギリスで行われた乳児への授乳調査では、75パーセントの親が、5か月になるまでに離乳食を食べさせていることが明らかになりました。(2)

離乳食は「生後17週」より後に始める

もちろんミルクは、生後4か月から6か月の赤ちゃんに十分なエネルギーを供給できます。それは、大きくて成長の速い赤ちゃんでも変わりません。(3) それどころか、**赤ちゃんの月齢が低いときは、離乳食よりミルクのほうがエネルギー源としてははるかに優れています。**なぜなら、早い時期には、赤ちゃんは実際のところ、食べ物から多くのエネルギーを得られないからです。

離乳開始時の目的は、食べ物をたくさん食べさせることより、味や食感に慣れさせることにあります。つまり、赤ちゃんが大きくなったからという理由だけで、離乳させる必要はないのです。

一般的に、**生後17週目**（**4か月**）**以前に離乳食を始めるのは、赤ちゃんに害を及ぼしかねない**と考えられています。17週より前に離乳食を始めると、幼児期になってからのアレルギーと肥満のリスク増加に結びつくことを示す研究があります。(4)

しかし、17週から離乳食を始めることが有害だと示す有力なデータは存在しないようです。(5)

完全母乳で育てられた赤ちゃんが、生後6か月より前に（約4か月もしくは17週から）離乳食を始めた場合と、6か月になってから始めた場合の結果を比較するために行われた3つのランダム化比較試験（いずれもきわめて信頼できる試験）を対象としたレビューでは、2つのグループのあいだに成長の差は見つかりませんでした。(6)

ただし、6か月以前に食べ物を与えられた赤ちゃんは、鉄分の血中濃度が高くなっていました。鉄分は体の臓器や組織に酸素を届ける赤血球をつくるうえで欠かせないもので、そのため赤ちゃんが発達するにつれてきわめて重要になります。

これについてはさらに大規模な試験が必要ですが、これまでの研究では、17週以降から6か月以前までに離乳食を始めても、赤ちゃんの準備が整っていると感じるなら（この合図については216ページを参照）、害はまずないと示唆しています。それでも、**離乳食を始めるときはかかりつけ医に相談することをおすすめします**。

完全母乳で育てている場合は、6か月まで待つと、**感染症予防や赤ちゃんが母乳から得られるその他の利点**（**脳のよりよい発達など**）**を最大限に生かすうえで効果的**でしょう。

ただし、離乳食は鉄分の多い食べ物を取り入れる機会になるので、赤ちゃんが健康なら、6か月を過ぎないうちに開始するようにしてください。WHOは離乳食の開始後も、2歳かそれ以降まで母乳を続けるように推奨しています。

「生後6か月」くらいには始める

離乳食を早く始めすぎると赤ちゃんに害を及ぼす可能性があるように、始めるのがあまり遅くならないようにするのも大切です。欧州小児消化器肝臓栄養学会の栄養に関する委員会では、補完食（母乳や粉ミルク以外の飲食物）は**4か月（17週）以降から6か月までに始めるように**推奨しています。(7)

赤ちゃんの発達にとって、噛んで飲み込めるようになることは、きわめて重要な要素です。ミルクを飲むときの口と舌の筋肉の使い方は、固形物を食べるときに必要なプロセスとは大きく異なり、それがピューレ状になった食べ物でも同様です。そのため、離乳食を適切な時期に始めることは、口と舌の筋肉を発達させ、物の食べ方を学ぶのに役立ちます。

そして、固形物の食べ方を学ぶ練習は、赤ちゃんが**話をするのに必要な筋肉の発達を促す**ことにもなります。離乳食の開始を先に延ばしすぎると、お子さんの口腔の発達を妨《さまた》げる危険を招きかねません。また、1歳を過ぎてから離乳食を始めた赤ちゃんは、未知の食感を受け入れ

にくくなることを示す研究もあります。(8)

これは長期的な影響をもたらすと考えられ、**どんなに遅くとも生後12か月までには食感のあるものを食べさせること**の重要性を示唆しています。赤ちゃんが6か月になっても、準備が整った合図を見せないときは、かかりつけ医に相談しましょう。

研究者のあいだでは、**赤ちゃんが未知の味をとくに受け入れやすい時期がある**という意見もあります（生後4か月から7か月のあいだ）。

たとえば、イギリスで行われたある研究では、60人を1グループとした赤ちゃんについて、離乳食を始める月齢（5か月半以前と以降）が野菜の好き嫌いに影響するかどうか調べました。(9)

9日間にわたり、各月齢グループの半分の赤ちゃんにはさまざまな野菜を食べさせ、もう半分の赤ちゃんには1種類の野菜（ニンジン）を食べさせました。そしてそのあとで、新しい野菜（エンドウ豆）を食べるかどうか観察しました。

すると、生後5か月半を過ぎてからさまざまな野菜を与えられた赤ちゃんは、1種類の野菜しか与えられなかった赤ちゃんよりも、エンドウ豆のピューレをたくさん食べました。ところが、5か月半より前の赤ちゃんは、与えられた野菜の種類が多くても、1種類でも、新しい野菜を受け入れました。これは2つのことを示唆しています。

1. **未知の味や風味を受け入れるのに適した時期がある。**

2．6か月かそれ以降に離乳食を始める赤ちゃんは、**短期間にさまざまな味の食べ物を与えることが**有益だと思われる。

ただし、これは規模がとても小さい調査なので、味の好みを広げるのに適した時期があるという考えを裏付けるには、もっと多くの調査が必要です。

赤ちゃんにはそれぞれ個性があるので、離乳食を始める月齢を限定して勧めるのは困難です。私たちとしては、**離乳食を始める時期は月齢だけで決めるべきではない**と感じています。そのかわり、赤ちゃんの準備が整ったことを示す合図に注意を払うことが大切です。

「固まり」の食べ物も6か月ごろから与えていい

イギリスの科学諮問委員会（SCAN）は、離乳食を進める順序として、**なめらかな食べ物から始め、それから固まりのある食べ物やさまざまな食感へ**と移ることを推奨しています[10]。

ところが、データ不足が原因で、これをどのくらいの時期に行うべきかについては指針を示していません。残念ながら、固まりを初めて食べさせる月齢と、その後の食べ物の好き嫌いに関する研究はほとんどありません。それでも、「親と子どもに関するエイヴォン長期研究」と呼ばれる、8000人以上のイギリス人の赤ちゃんを対象にした大規模な研究は、こんなことを示しています。

生後6〜9か月のあいだに固まりのある食べ物を与えられた子どもたちは、10か月以降に与えられた子どもたちと比べ、15か月になった時点でいろいろなものを食べ、また7歳の時点では食事に関する問題（食べる量が少ない、食べるのを嫌がる、好き嫌いが多い、食べすぎ、食事の習慣がなかなか身につかない）が少なかった[11]、というものです。

この研究の問題点は、研究が実験的なもの（ランダム化比較試験など）ではなく、観察的なものだということです。つまり、食べはじめた時期が遅かった子どもたちが問題を抱えるようになったのは、食べはじめた時期ではなく、**ほかに何か特定されていない要因があった可能性を否定できない**のです。

たとえば、遺伝的にもともと食欲に欠け、好き嫌いが多い赤ちゃんの親は、固まりのある食べ物を与えるのが10か月以降になったかもしれません。こうした赤ちゃんは遺伝的な特性によって、いずれにしても好き嫌いが多く、食欲の乏しい子に育つ可能性が高かったはずです。

とはいえ、**生後6か月から固まりのある食べ物を与えても害がない**なら、赤ちゃんに準備が整っている様子が見られたら、すぐに固まりのある食べ物へと進み、あまり先に延ばさないようにしましょう。

そろそろ始めてもいい合図

赤ちゃんがミルクから離乳食に移る準備が整ったかどうかを判断する目安としては、一般的におもに3つの合図があります。

1. 首がしっかりすわり、背筋を伸ばして座ることができる。これは食べ物を確実に飲み込むうえで大切です。

2. 食べ物を見てそれを取り上げ、口に運べるように、目と手をうまく協調させることができる。

3. 食べ物を飲み込むことができる。赤ちゃんは準備ができていないと、食べ物を口に入れられても、舌を使って押し出します。

赤ちゃんにこの合図がすべて見られ、月齢が6か月に達しているなら、離乳食を始める時期が来たと判断して間違いありません。※

注意すべき合図――これは離乳食開始のサインではない

以上の3つの合図は、赤ちゃんが離乳食を始められることを見きわめるうえで、最も一般的な判断材料になります。

一方で、準備が整った合図と間違えられやすいことがいくつかあるので紹介します。

- **こぶしを吸う。**ものを食べるには、赤ちゃんは口の中で舌を後ろに動かして飲み込む力が必要になります。赤ちゃんが自分のこぶしを吸っていても、ものを飲み込めるようになった合図ではありません。たんに歯が生えかけているだけでしょう。
- **食べ物に手を伸ばす。**赤ちゃんが目新しいものに興味をもつのは当たり前のことで、それだけでは、大人が食べているものを食べる準備が整った合図とは言えません。
- **朝まで続けて眠っていた赤ちゃんが、夜中に目を覚ます。**研究によると、親は離乳食を食べさせると赤ちゃんが長く寝るという思い込みから、6か月より前に離乳食を始めることがあ

※監修者より

離乳開始の目安として日本ではほかに、「寝返りができる」「5秒以上座れる」「スプーンなどを口に入れても押し出すことが少なくなる」「食べ物に興味を示す」などが挙げられています。

5、6か月～

ります。たとえば、2010年にイギリスで行われた乳児への授乳調査では、26パーセントの親がこれに該当することがわかりましたが、早い時期から離乳食を始めた赤ちゃんが、遅く始めた赤ちゃんよりよく眠ることを示す証拠はありません(12)。

赤ちゃんが夜中に起きる理由はさまざまです。必ずしも離乳食を必要としているわけではありません。

- **ミルクをもっと欲しがる。**これは赤ちゃんがお腹をすかせているか、のどが渇いていることを意味しますが、ミルク以外のものを欲しがっているとはかぎりません。

これらは赤ちゃんによくあることで、先ほど挙げた3つのおもな合図が見られないときは、ミルクから離乳食へ移る準備ができているとは言いきれません。大切なのは月齢ではなく、赤ちゃんの消化器が離乳食を受け入れる準備が整ったかどうかです。

早産児の場合、離乳食を急がない

早産児は固まりのある食べ物をうまく食べられないことが多く、固形食を早い時期に取り入れると、偏食を引き起こす原因になりかねないと考えられています。**赤ちゃんが早産で生まれ**

た場合は、離乳食は6か月まで待ち、始める前にかかりつけ医に相談することをおすすめします。※ただし、すでに述べたように、離乳食はどんなに遅くても12か月までには始めてください。

第6章のまとめ

- 離乳食はさまざまな味や食感を受け入れ、発話の発達を促すうえで欠かせません。
- 17週より前に離乳食を始めると、悪影響をもたらすことがあります。
- 赤ちゃんが健康なら、離乳食の開始が6か月を過ぎないようにしましょう。
- 離乳食と並行して母乳を飲ませると、赤ちゃんは引きつづき母乳の恩恵を受けられます。
- 赤ちゃんが離乳食を始める準備ができていることを示す合図を見きわめましょう。

※監修者より

日本では修正月齢（出産予定日から計算した月齢）を目安に開始時期を考えるのが一般的です。

第7章

「どう」食べさせる？

4原則でうまくいく

離乳食についても、赤ちゃんの合図に応じて食事を出すことが大切です。赤ちゃんがお腹をすかせた様子を見せたときだけ食事を与え、満腹になった様子が見えたら終わりにします。

これは離乳食になっても、ミルクだけを飲ませていたときと同じように大切なことです（反応型の授乳方法は第5章で説明しました）。反応型の食事は、乳幼児が食欲の調整力をうまく発達させるうえできわめて重要だと考えられています。

反応型の食事の原則は授乳のときと同じですが、赤ちゃんが成長してミルクだけ飲んでいたのが食べ物も口にするようになると、さらにいくつか考慮すべき項目が加わります。言い換えるなら、少しだけ複雑になるのです!

ここ数十年にわたる研究から、**反応型の食事には4つの重要な構成要素がある**ことが明らかになっています。どれも赤ちゃんが食欲の調整力をうまく発達させ、食べ物と健康的な関係性を築くのをサポートしてくれる効果があると考えられています。[1]

「食べる量」は自分で決めさせる

反応型の食事に欠かせないのは、子どもが空腹を満たすのに必要な量を好きなだけ食べさせること。**本人が望む以上の量を食べるようにプレッシャーをかけてはいけません**。プレッシャーをかける具体例としてはこんなことがあります。

- 本人がもう十分食べたのに、お皿の食べ物をすべて食べさせようとする。
- 野菜など、特定の食べ物を全部食べるまで食事を終えさせないようにする。
- 本人が欲しがらないのにもう少し食べさせようとする。

プレッシャーは有害な結果をもたらしかねません。食欲が乏しい子どもは、食べ物に不安を抱いたり、食べ物を拒絶したり、食事の時間がひどくストレスになったりすることがあります。[2]

実際、**親から過剰なプレッシャーをかけられた子どもたちは、やがて体重の増加が鈍り、さらには好き嫌いが増える**ことを示すデータがかなりあります。[3]

つまり、子どもが思うように食べてくれないとストレスがたまるかもしれませんが、強いプレッシャーをかけても何の役にも立たないどころか、事態を悪化させることさえあるのです。**どれだけ食べるかは、本人に任せる**のがいちばんです。

お子さんが食欲に欠け、好き嫌いがひどくても、前向きな対処法がたくさんあります。これについては第9章で詳しく説明します。

裏を返せば、お皿にあるものをすべて食べるようにプレッシャーをかける行為は、子どもに自分の空腹と満腹の合図を無視し、食べすぎるように後押しすることにもなりかねません。

科学的根拠はありませんが、プレッシャーが悪影響をもたらすという理論の背景には、**食欲の乏しい子や好き嫌いの多い子をもつ親はプレッシャーをかけがちになる**、という事情があると思われます。食欲旺盛な子には、そもそもプレッシャーをかける必要がありません！　はっきりしているのは、親の食事の与え方と子どもの食欲は双方向的だということです。

体重の増加が遅すぎたり、食欲が乏しかったりする子どもたちは、親からプレッシャーをかけられやすくなりますが、親からプレッシャーを多くかけられる子どもたちは、時間がたつにつれて実際にさらに食欲がなくなり、体重増加がますます遅くなるのです。[4]

そのため、**食欲の乏しい子どもにプレッシャーをかけるのは得策ではありません。**

「禁止」すると、もっと食べるようになる

親になると誰もが実感しますが、現代の食環境では、子どもが脂肪や糖分の高い食べ物を口にしすぎないように制限することが重要です。さもないと、食欲旺盛で、そうした食べ物を好む傾向がある子どもは、**機会さえあればたくさん食べ、太りすぎる危険性があります**。また、食が細い子には何か食べさせなくてはという思いから、不健康だとわかっていても、好きな食べ物を与えたくなってしまうかもしれません。

ところが、そうすると子どもは、不健康な食べ物でお腹がいっぱいになり、健康的な食べ物への食欲がさらに失われ、当然のことながら興味もますます失われてしまいます。子どもの食欲と体重の増加という点から見て、**食べ物を制限するのはよいことなのか、それとも悪いことなのか**、あるいは完全に的外れなのかという問題は、長年にわたってさかんに議論されてきました。

現在行われているある大規模な研究では、制限することは、幼い子どもたちを過剰な体重増加や太りすぎから守れると思われるものの、大きな子どもたち（10歳以上）には効果がないことが明らかになっています。(5) また、その他の多くの研究も、親による制限が子どもの体重増加に影響を及ぼしていることを突きとめるには至らず、効果がないことを示唆しています。(6)

それどころか、しばらく前に少人数の子どもを対象に行われた想像力豊かな実験的研究は、**制限することが悪影響をもたらす可能性**さえ示しています。(7)

幼い子どもたちは、ある大好きなクッキーを食べるのを制限されると（クッキーは透明な瓶に入れて子どもたちの目の前に置かれている）、クッキーへの愛着が増し、やっと食べられるようになったときには、ふだんより食べる量が増えたのです。研究者たちはこれを**「あからさまな」な制限方法**と呼んでいます。クッキーが見えているため、子どもは自分が食べるのを禁じられていることをはっきりと意識しています。

この研究は、いずれ許可されるものをあからさまに制限すると、裏目に出ることを物語っています。なぜなら、制限された食べ物への欲求がさらにふくらみ、自由に食べられるようになると、**許されたからという理由だけでより多く食べてしまう**からです。いわゆる「禁断の果実効果」です。人は手に入らないものを欲しがるのが常で、子どもたちも例外ではありません。

子どもの目に入らないようにする

では、子どもたちに制限を設けるのはどうなのでしょう。設けるべきか、やめるべきか？研究では相反する発見が示されていますが、それはおそらく、不健康な食べ物を制限するにはほかにも方法があり、そのなかには子どもの長期的な食欲と体重にとってよりよい方法があるということを反映していると思われます。

確かに、あからさまな制限（たとえば、透明な瓶に入ったクッキーをキッチンの見えるところに置き、子どもは眺めるだけで食べられない状態）は悪影響をもたらすかもしれません。ところが、目立たない制限（**子どもが気づかないような制限**。たとえば、チョコレートバーを家に置かない、学校から歩いて帰宅するときにパン屋の前を通らない、といったこと）であれば、子どもの欲求をあおることなく、不健康な食べ物や飲み物を最も効果的に制限できるでしょう。

ただし、**制限しすぎてはいけません**。子どもが食べるものを親がすべて決めることが制限ではありません。理想的な方法は、赤ちゃんがさまざまな選択肢のなかから体にいい食べ物を選べるようにすることです。たとえば、1回の食事で野菜を数種類出すなど。

そうすれば赤ちゃんは自分がコントロールしているように感じ、選択肢を持てますし、親も赤ちゃんの能動的な選択に確実に制限をかけられます。

赤ちゃんがまだかなり小さいときは、制限する重要性は実感できないかもしれませんが、これは**離乳食を始めたときから意識すべき**です。というのも、赤ちゃんは（家のなかでも外でも）周囲にある食べ物に急に興味をもつようになるからです。もちろん、あなたが食べているものにも。

不健康な食べ物を制限し、子どもが健康的なものをたくさん食べるようにする効果的な方法は、あなたがお手本になることです。**子どもは親の真似をする**もので、これは「モデリング」

と呼ばれています。詳細は266ページで説明します。

「多すぎない量」を与える

離乳食としてどんなタイプのものを食べさせるにしても、必ず年齢と食欲に見合った量を与えることが大切です〔1～5歳児の必要カロリー数は281ページの監修者注を参照〕。

食欲旺盛な赤ちゃん（自分の満腹感に敏感ではなく、食べ物に反応しやすい赤ちゃん）は、自分がいつ満腹になったのかわかりづらいうえに、食べることが楽しいので、**食べ物が目の前にあるとつい食べすぎてしまう**でしょう。自分のなかの空腹感や満腹感よりも、食べる機会に左右されてしまうのです。

そこで年齢に見合った量（多すぎない量）を与えるようにすれば、赤ちゃんは日ごろから必要な分だけ食べ、それ以上は食べない習慣を身につけられます。赤ちゃんが出されたものを食べ終わってもまだお腹がすいているそぶりを見せるなら、少しだけ追加してもかまいません。

一方で、食欲の乏しい赤ちゃんは、あまりたくさん与えられると圧倒され、不安になることさえあります。このタイプの赤ちゃんには、**食べられそうな量だけを用意**してあげるといいでしょう。

すべて食べ終わっても、まだお腹がすいている様子なら、やはり少しだけ追加してもかまいません。ただし、空腹かどうかは、あくまでも赤ちゃんから知らせてくるようにそっと見守りましょう。

食べ物は「お腹をすかせたとき」だけ与える

反応型の食事の基本は、**子どもがお腹をすかせたときにだけ食べ物を与える**ことです。なぐさめたり、楽しませたり、行動をコントロールしたりといった、ほかの理由で与えてはいけません。

赤ちゃんがぐずったり、いらいらしたり、あるいはただ退屈したりしていると、好きなものを食べさせて元気づけ、落ち着かせ、静かにさせたくなるものです。ところが、これは感情に流されて過食に走る習慣を身につける素地を築いてしまうため、問題があります。これは断ち切るのが難しく、大勢の子どもや大人が抜け出せずにいる習慣です。

双子研究の「ジェミニ」では、**感情に流されて食べる習慣の起源が、子ども時代にある**ことを調べる研究を初めて行いました。すると、その兆しはよちよち歩きを始めたころから現れる、完全に後天的な習慣であり、先天的なものではないこと（幼児の傾向を決めるうえで遺伝子は重要ではないこと）が明らかになりました。(8)

私たちはノルウェーの研究者とともに、現在進行中の1000世帯の家族を対象とした大規模な調査を利用し、ぐずった幼児をなだめるのに食べ物を与えると、その子どもは将来、**感情をコントロールするために食べ物に依存するようになる**ことを明らかにしました[9]。

感情をコントロールする手段として食べ物を与えることは、食べるのが大好きな子どもには何よりも効果があります（食べ物に興味のない子どもは、食べ物をもらってもほとんどなぐさめにはなりません）。

ところが、そうした子どもたちは太りすぎになるリスクがもともと高いので、食べ物に敏感に反応する赤ちゃんには、この方法はとくに控えるべきです。

食べ物を使ってマイナスの感情に対処することで気がかりなのは、太りすぎる危険だけではありません。食べ物に頼ると、子どもたちは不快な感情を乗り越える前向きな方法を学べなくなります。赤ちゃんがぐずったときは、抱きしめたり、静かに語りかけたりするなど、**食べ物を用いずになだめる方法**を見つけましょう。

親は楽しみのために食べ物を利用することもよくあります。誰でも子どものころには、車での長時間の移動や結婚式などの大事なイベント中に、静かにしていられるようにチョコレートやキャンディをもらった経験があるでしょう。

ところがこれもまた、**赤ちゃんに気晴らしのために食べ物を利用することを教え、退屈しのぎに食べる習慣を養いかねません**。子どもの気を引きたいときは、おもちゃやゲームを与えるようにしましょう。

最後に、子どもが嫌っている健康的な食べ物（野菜など）を食べさせるために、好物を賄賂《わいろ》代わりに使ってはいけません。これはうまい作戦のように思えるかもしれません（最初の2、3回は効果があるでしょう）。ところが、これは健康的な食べ物をさらに嫌いにさせるだけで（野菜は嫌なものだから、食べるにはアイスクリームをもらわないと割が合わない、と子どもは思うようになります）、好物はごほうびという特別な存在になり、ますます食べたいと思うようになることが、研究によって明らかになっています。[10]

これはただでさえ健康的な食べ物を嫌がり、かわりに自分の好きなものばかり食べたがる好き嫌いの激しい子どもにとってはとくに問題です。赤ちゃんに食べさせたいものがあれば、目の前で食べてみせるのがいちばん効果的です。こうした方法については、266〜267ページで詳しく紹介します。

食欲旺盛な赤ちゃん——「4原則」を守る

ミルクをよく飲む赤ちゃんと、あまり飲みたがらない赤ちゃんがいるように、赤ちゃんは離乳食に対してもさまざまな反応を示します。赤ちゃんがどんなタイプでも、反応型の食事の4つの原則を守ることが大切です。

食欲が旺盛な赤ちゃんの場合、重要な秘訣は次のとおりです。

① 「満腹」になったら、それ以上食べさせようとしない

満腹感に鈍感な赤ちゃんは、満腹になったことに気づきにくいため、促されると必要以上に食べてしまいます。満腹になった状態を自覚できるようにサポートしてあげましょう。

② 「不健康な食べ物」を見せないようにする

脂肪や糖分の多い不健康な食べ物を制限するのにいちばんいい方法は、そもそも**そうした食べ物を家に持ち込まないこと**です。目にすれば欲しくなるし、あると知っているだけでも欲しくなるのですから。

赤ちゃんに**健康的な食べ物の選択肢を与える**のも効果的です。そうすれば赤ちゃんは、自分が食べているものをある程度コントロールし、あなたがいつもノーと言うばかりでなく、ほかの選択肢を与えてくれると実感できるでしょう。

③ 必ず「適量」を与える

食事の時間には、必要な量だけを与えてそれ以上は控えましょう。満腹感に鈍感な赤ちゃんは、必要以上の量が目の前にあると食べすぎてしまいます。

また、食べ物に敏感に反応する赤ちゃんは、おいしいものがあると、なくなるまで食べつづ

けますが、**それは空腹だからではなく、たんに食べることに喜びを感じるから**です。お子さんがまだ満腹になっていないそぶりを見せるときは、少しだけ追加しましょう。

④「空腹以外の理由」で食べ物を与えない

食べ物に敏感に反応する赤ちゃんなら、食べ物を使った取引にもよく応じるでしょう。たとえば、「静かに座っていられたら、ビスケットをあげましょう」というような。

子どもの機嫌や行動をコントロールするために、こうした作戦を使いたくなるのは無理もありません。ただしそれでは、長い目で見てお子さんが食べ物と健康的な関係を築く手助けにはなりません。**食べ物はあくまでも栄養であり、なぐさめや楽しみ、ごほうびではない**ことを子どもは学ぶ必要があります。

食欲の乏しい赤ちゃん――同じ「4原則」をこう生かす

赤ちゃんが離乳食をあまり食べたがらないと、不安になるかもしれません（食欲旺盛な赤ちゃんより不安になるものです）。それでも、理由は違いますが、先ほどと同じ秘訣がやはり重要になります。

① 「満腹」になったら、それ以上食べさせようとしない

自分のなかの満腹感にとても敏感な赤ちゃんは、満腹になっても食べつづけると不快感を覚えます。さらに食べるようにプレッシャーをかけられると、ストレスを感じ、さらには不安になることさえあるでしょう。

まれな例ですが、（プレッシャーが強すぎると）食べ物を嫌悪することにもつながりかねません。**この方法はおそらく何の効果もないので、骨折り損になるだけです。**赤ちゃんはお腹がいっぱいになったことを教えてくれるので、その合図が出たら、赤ちゃんを信じて食事を終わりにしましょう。

② 「不健康な食べ物」を見せないようにする

赤ちゃんが食べたがらない健康的な食べ物より魅力的な食べ物が家にあると、赤ちゃんはそれを欲しがり、意識するようになります。すると赤ちゃんがなんとなく不信感を抱いている食べ物については、試しに食べさせることさえ難しくなりかねません。

そこで、**健康的な食べ物を近くに並べておく**と、赤ちゃんは親しみを覚え、それらが食べられるものの選択肢なのだと納得しやすくなるでしょう。食べ物の好き嫌いと、その対処法については336ページから詳しく論じます。

③ 必ず「適量」を与える

赤ちゃんが食べきれる量だけ用意し、それ以上は控えましょう。満腹感に敏感な赤ちゃんは、食べ物をたっぷり出されると、圧倒され、不安になることがあります。

④「空腹以外の理由」で食べ物を与えない

食欲の乏しい赤ちゃんは好き嫌いが激しいことが多く、野菜を嫌がり、なじみのある食べ物や、好きな食べ物を選びたがる傾向が見られます。そうした食べ物を、嫌いなものを食べたごほうびとして与えても、長い目で見るとためになりません。赤ちゃんは嫌いな食べ物への不信感をさらに募らせ、**食べるのをますます嫌がるようになる可能性があります**。野菜を食べさせるには、「モデリング」など、はるかに優れた方法があります（266ページで説明します）。

離乳食期の「空腹」と「満腹」の合図は？

赤ちゃんには、反応型の食事が大切なことは研究によって明らかにされています。赤ちゃんがお腹をすかせたときにだけ食事を出し、いっぱいになったそぶりを見せたらすぐに終わりにします。それには、ミルクのときと同じように、**食べ物に対する満腹と空腹の合図を読み取る**

必要があります。幸い、離乳期の赤ちゃんは成長しているので、今度のほうが少しばかり簡単です。

最近、「幼児の食事の合図に対する反応基準」と呼ばれる科学的根拠に基づいた符号化ツールが開発され、この時期の赤ちゃんが空腹と満腹になったときに見せる合図を説明しています。[11]

○ 空腹の合図

赤ちゃんはお腹がすいて食べ物が欲しいときや、何かを食べたがっているときはこんな様子を見せます。

- 前かがみになる。
- スプーンや食べ物に手を伸ばす。
- 食べ物を指さす。
- 食べ物を見せたときに興奮する。
- 自分からスプーンや食べ物を口に入れる。
- 食べ物をすぐに受け入れる。
- スプーンや食べ物が口から少し離れたところにあっても口を開ける。

○満腹の合図

赤ちゃんがこんなことをしたら、食べるのを避けようとしているか、食べたくないと思っていることがうかがえます。

- 食べるのが遅くなる。
- 顔をそむける。
- 遠くを見たり、視線を落としたりする。
- 体を後ろに引く。
- のけぞる。
- ぐずったり泣いたりする。
- スプーンや食べ物を押しのける。
- 口をぎゅっと閉じる。
- はしゃぎはじめる。
- 上の空になったり、まわりで起きていることに気を取られたりする。

ふつうの牛乳は「1歳以降」に与える

幼い赤ちゃんは食べ物を探る段階にあり、離乳食の第一歩として重要なのは、エネルギーの摂取よりも、**さまざまな食べ物に親しみ、味わうこと**です。つまり、まだ1日に3回食べる時期ではありません。親としては鉄分などの栄養を吸収してもらいたいところですが、この段階で大切なのは、さまざまな味と食感に慣れることです。

離乳食の時期にも、母乳か粉ミルクを引きつづき飲ませましょう。おもなミルクとしては、**ふつうの牛乳（低脂肪ではない一般的なタイプ）は生後12か月から飲ませられます**が、それ以前は消化しづらいうえに、早いうちから牛乳のたんぱく質にさらされると、乳たんぱく質へのアレルギーを発症するリスクが高くなります。

また、**12か月より前に牛乳を飲ませると鉄分が不足**し、赤ちゃんの腸の失血につながる可能性が複数の研究によって示されています。[12] ただし、生後7か月以降は調理に使うことはできます。

ファースト・ステップ・ニュートリションはこう述べています。

「母乳の赤ちゃんは、食べ物から摂取するエネルギーがだんだん増えても、本人が必要とする量の母乳を引きつづき飲むので、必ずしも量を把握する必要はありません」

日本でのミルク、離乳食の目安（監修者より）

月齢	ミルク	離乳食
5〜6か月頃	母乳、粉ミルクともに……子どもの欲するまま	1回／日
7〜8か月頃	母乳の場合……子どもの欲するまま 粉ミルクの場合……3回／日	2回／日
9〜11か月頃	母乳の場合……子どもの欲するまま 粉ミルクの場合……2回／日	3回／日
12〜18か月頃	母乳、粉ミルクともに……離乳の進行度合いに応じて （かわりに牛乳300〜400ml／日または乳製品を与えても可）	3回／日 ＋ 間食1〜2回／日

※出典：厚労省「授乳・離乳の支援ガイド2019年版」。（　）内は監修者追記。

イギリスではさまざまな粉ミルクやフォローアップミルクが売られていますが、粉ミルクを飲んでいる赤ちゃんの大半に必要なのは、標準的な粉ミルク（生後0〜6か月向け）だけです。例外はアレルギーがある場合で、そのときはかかりつけ医に代わりの粉ミルクを処方してもらうことになるかもしれません。

1歳以降は牛乳やそれに代わる適切なミルクに移行してかまいません。ふつうの（全脂肪の）ミルク（ウシ、ヤギ、ヒツジのミルク）は、**低温殺菌されたものなら、1歳以降のおもな飲み物として申し分ありません。**甘味を加えず、カルシウムを強化した豆乳やココナッツミルクなども1歳から飲ませられます。

フォローアップミルクの利用はおすすめしません。WHOは、フォローアップミルクは不要だと明言しています[13]。

離乳食を生後6か月頃に始めたなら、ほとんどの赤ちゃんは離乳食を食べはじめてからは、必要な栄養はすべて摂取できるはずです。標準的な粉ミルクはフォローアップミルクより成分が母乳に近いので、**母乳を飲んでいない赤ちゃんには、最初の1年はそうした普通の粉ミルクを飲ませるべきです。**

第7章のまとめ

- 食べ物を与えるのは赤ちゃんがお腹をすかせたときだけにして、満腹になりしだい食べるのをやめさせましょう。
- 赤ちゃんが食べたがっていないときは、**無理に食べさせようとしてはいけません。**
- 赤ちゃんの月齢に見合った量の食べ物を用意しましょう。
- 赤ちゃんの感情をなだめたり、楽しませたりするために食べ物を利用してはいけません。
- **食べ物をごほうびにしてはいけません。**
- 離乳食が始まっても、母乳や標準的な粉ミルクは続けましょう。

第8章

「好み」をセットする

甘い果物は「後」にする

離乳期というのは、健康的な食習慣を身につけるうえでとても重要な時期です。なんと言っても、赤ちゃんは**この時期に味の好みを発達させ、それが長年にわたって定着する**可能性があるからです。食の好みは幼少期に「プログラムされる」ことが研究によって明らかになっています[1]。

つまり、赤ちゃんが離乳食によって経験する味と食べ物が、もう少し大きくなってからの、さらには大人になってからの好みを形成する可能性があるのです。そのため、赤ちゃんに体にいい食べ物を経験させ、将来的に恩恵を得られるようにする絶好の機会にほかなりません。

「野菜好き」になるようセットする

私たちはもともと、甘いものを好み、苦いものを嫌うように生まれついています。かつては、甘いものを好むということは、糖分を多く含んでいる高カロリーの食べ物をたくさん食べられることを意味していました。食料不足になったときに飢え死にしないように、エネルギーを蓄えていたのです。

一方で、生まれつき苦いものを嫌う傾向は、私たちが毒のあるものを口にするのを防いでいました。毒のある食べ物は苦いことが多いからです。

現在では、私たちはこうした好みの偏《かたよ》りのせいで、安くてすぐに手に入る高カロリーなもの（チョコレートなど）を食べすぎ、苦くても栄養豊富なもの（ホウレンソウのような野菜など）をほんの少ししか食べない傾向にあります。そのため、**野菜をたっぷり使った伝統的な食事が、脂肪と砂糖だらけの食事に取って代わられています。**

野菜はビタミン、ミネラル、食物繊維を多く含みますが、糖分と脂肪が少ないため、エネルギー密度が低い（グラム当たりのカロリーが低い）のが特徴です。たとえば、ホウレンソウは100グラムでわずか23キロカロリーですが、ミルクチョコレートは100グラムで535キロカロリーです。つまり、**野菜はたくさん食べてもエネルギーをとりすぎずに必要な栄養素を得ら**

れます。

野菜を食べるメリットは明らかですが、子どもたちに食べさせるのはなかなか難しいものです。野菜は子どもがいちばん嫌うタイプの食べ物で、(2)多くの親は十分な量を食べさせるのに苦労します。とくに、苦みの強い野菜となるとなおさらです。

ただし、人にもともと苦いものを嫌い、甘いものを好む傾向があっても、私たちの好みの大部分は経験を通して養われます。つまり、子どもに野菜を食べるのが好きになるように教えられるのです。

幼い時期は、子どもを野菜好きに「セットする」絶好の機会であり、野菜好きになれば、子ども時代からその後の人生において、さまざまな野菜をおいしく食べられるようになる可能性がかなり大きくなるでしょう。

「果物」より「野菜」を先にする

このプロセスは妊娠中からすでに始まり、母乳の時期にも続いているものと思われますが、おそらく離乳食のほうがより大きな役割を果たします。

研究によると、離乳食を野菜から始めると、子どもを野菜好きにするのに役立ち、子どもは将来出合う野菜を受け入れやすくなり、大人になってからもさまざまな野菜を食べるようにな

ることがわかっています。※(3)

要するに、味については、だんだんと良くするのが効果的です。初めて味わうのが甘いもの（リンゴなど）なら、**ほかにもっと甘い食べ物があるとわかっているのに、ブロッコリーを食べることに何の意味があるでしょう？**　赤ちゃんがブロッコリーを拒絶するのは当然です。誰も責められません。

ただし、野菜を最初に食べさせることの長期的な効果については、質の高い研究が多いわけではありません。研究のほとんどが観察的なものなので、野菜を最初に食べさせると、赤ちゃんが本当に野菜好きになり、将来野菜をたくさん食べるようになるのか、はっきりとはわかりません。なぜなら、考慮されていないほかの要因のほうが、さらに大きく影響している可能性もあるからです。

それでも、ユニバーシティ・カレッジ・ロンドンの私たちのグループの研究者たちは、この分野では数少ない、よく練られたランダム化比較試験を行いました。そして**離乳食を野菜から始めると、味の好みに持続的なプラスの効果**があり、それはおそらく野菜を最初に食べさせたからだということを明らかにできました。(4)

この味覚研究では、生後4か月から6か月の赤ちゃんの母親60人を、介入を受けるグループと対照グループに、ランダムに振り分けました。介入を受けるグループでは、研究者が各家庭を訪れ、離乳食開始から15日間は5種類の野菜を（果物を混ぜずに野菜だけで）食べさせるようにアドバイスしました。対照グループについては、家庭訪問はしましたが、離乳食を野菜から始めるようにというアドバイスはしませんでした。

1か月後、研究者は、赤ちゃんが初めて見る野菜をどれだけ食べるか調べました。介入を受けたグループの赤ちゃんは、対照グループの赤ちゃんよりも初めて見る野菜をたくさん食べ、研究者と母親から、野菜を好んでいると評価される割合も高くなりました。

興味深いことに、果物を好んだり食べたりする点では、両者に差は見られませんでした。これは、初めて食べるものを果物ではなく野菜にすることが、野菜を受け入れやすくする効果的な方法であると示唆しています。それにひきかえ、**果物から始めると、せっかくの機会を逃すことになるかもしれません**。どちらにせよ、赤ちゃんは果物をすんなり受け入れる傾向があるからです。

「甘味の少ない野菜」から順番に

私たちがおすすめするのは、緑黄色野菜を中心にした、色とりどりの多様な野菜を食べさせ

※監修者より

日本では5～6日目までは米がゆだけを与えるのが一般的です。その後、米がゆも与えながら、本書の考え方を取り入れると安心です。

ることです。カボチャやニンジンなど、もともと甘みが強い野菜ばかり選ばないでください。まずは甘みがいちばん少ない野菜（ブロッコリーやホウレンソウなど）を含め、幅広い種類を1つずつ食べさせることから始めましょう。

赤ちゃんが好きではなさそうなものがあっても、あきらめずに日を改めて試します。健康的な味の好みを養うには、離乳食がミルクを補う役割を果たしているあいだに、**さまざまな風味に触れさせることが欠かせません**。この時期にさまざまなものを食べさせれば、もう少し大きくなったときに食べられるものの種類が増え、珍しい食べ物をより積極的に受け入れられるようになるでしょう[5]。

「果物」はすっぱいものを最初にする

果物が体にいいことは言うまでもありません。栄養が豊富で加工もされていないのですから。しかも、糖分がかなり多いため（だからこそ甘いのです）、赤ちゃんから好まれる傾向にあります。みなさんの赤ちゃんも、バナナや洋ナシ、リンゴを嫌がることはめったにないでしょう。

ところが、**一度、果物を食べさせた赤ちゃんに野菜を食べさせようとすると、うまくいかない**かもしれません。大切なのは、初めて食べさせる食品はくれぐれも野菜にすることです。また、プラムやサクランボのように酸味が強い果物は、最初は嫌がることもあります。そこで、こうした果物は甘い果物より先に経験させましょう。

「ジュース」は果汁100%でも問題あり

甘味料を加えていない果汁100パーセントのオレンジジュース150ミリリットル（1杯分の標準的な量）には、約13グラムの糖類が含まれています(6)（ダイジェスティブ・ビスケット4枚分に含まれる砂糖を上回る量）。子どもが同じ量の果汁を摂取するには、オレンジをいくつも食べなければなりません！

甘い飲み物は、子どもを甘いもの好きにする可能性があるだけでなく、虫歯にもつながりかねないので問題があります。また、あまり知られていませんが、甘い飲み物は固形の食べ物とは違ったかたちで脳の満腹中枢に認識されるという点も問題です。つまり、脳でカロリーがうまく認識されない（満腹感が高まらない）ため、**飲み物はカロリーのとりすぎになりやすい**のです（ミルクは当てはまりません）。

私たちとしては、赤ちゃんに果物のジュースを与えることはおすすめしません。離乳食のあいだはとくに、**必要なのは水かミルクだけです**。果物のジュースやスムージーをどうしても飲ませるときは、必ず水で薄め（ジュース1に対して水10）、それだけで与えず、食事とともに飲ませましょう。**炭酸飲料は何の栄養価もないので避けてください**。

哺乳瓶に入れていいのは「水」「母乳」「粉ミルク」だけ

ジュースや炭酸飲料を哺乳瓶に入れて飲ませるのは、歯に悪いのでやめましょう。つまり哺乳瓶には、水（生後6か月未満の赤ちゃんには、一度沸かしてから冷ましたものを飲ませます）、母乳、粉ミルク以外の飲み物を入れないでください。

国民保健サービスでは、6か月からは哺乳瓶に代わってコップを使いはじめ、**乳首のついた哺乳瓶は、赤ちゃんが依存するようになるといけないので、12か月までには使用をやめるように**提言しています[7]。

コップはふたのないものか、逆流弁のついていない、吸わなくても出てくるタイプを使いましょう。

赤ちゃんが吸い方ではなく、飲み方を覚えられるように、ボトルタイプや乳首付きのマグは避けてください。ボトルや乳首から吸うと、飲み物が長時間歯に触れることになり、虫歯につながる可能性もあります。

ネット上の「こんな情報」は大間違い！

離乳食について言えば、インターネットには数多くの問題が潜んでいます。インターネットで情報を集めると、ベビーフードの「専門家」による、科学的根拠とは矛盾するアドバイスに出くわすことになるでしょう。

ざっと見たところ、離乳食は「根菜や熟した果物」から始めるようにという親向けのアドバイスが見つかりました。「それらはもともと甘味があり、なめらかなピューレ状にしやすいから」というのが理由です。

これは私たちが拠り所にしている、現時点で最も優れた科学研究から外れています。**果物から始めると、赤ちゃんは野菜を受け入れづらくなり、甘い味に慣れてしまう可能性があります。**

同じような問題として、インターネット上ではたくさんの離乳食のレシピが見つかりますが、果物を含んだものや、果物と野菜を混ぜ合わせたレシピがあふれています。たとえば、根セロリとニンジンとリンゴ、バナナとアボカド、キウイとアボカド、といったレシピが見つかりました。

これにはおもに2つの問題があります。

まず、果物と野菜を混ぜると、味が果物の甘さで覆い隠され、赤ちゃんは野菜の味を感じられなくなります。

次に、大人はふだん、野菜に果物を混ぜることはめったにありません。**子どもたちは大人と同じように食べることを学ぶ必要があります**。私たちは自分用にキウイとアボカドなどめったに混ぜないのに、赤ちゃんにはどうしてそんなことをするのでしょう？

市販の「ベビーフード」は砂糖に注意

2011年にイギリスで行われた「乳幼児および児童の食事栄養調査」の報告では、生後4〜9か月の赤ちゃんの72パーセントが市販のベビーフードを食べています[8]。売られている既成のベビーフードの多くには砂糖がたくさん含まれていますが、**砂糖を加えた食品は1歳になるまで避けるべきです**。

加工されたベビーフードは、オーガニックであってもなくても、ベースとしてリンゴや洋ナシなどの果物が含まれていることが珍しくありません。商品名としては緑色野菜が主原料になっているのに、じつは80パーセントが果物ということもあります！　こうした製品を味見したら、あまりの甘さにびっくりするでしょう。

それぞれの野菜の、シンプルな味わいがするベビーフードはほとんどありません。あるとしても、赤ちゃんが受け入れやすい、ニンジンやサツマイモのような甘い野菜が主成分になって

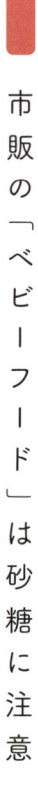

いるのが一般的です。ブロッコリーやホウレンソウ、カリフラワーといった比較的くせのある野菜はあまり含まれていません。ましてや味の中心になることはありません。

加えて、瓶やパックに入っているベビーフードは、高熱処理されていることが多く、せっかくの栄養素が失われている可能性があります。また手作りのベビーフードに比べると、肉や魚などの鉄分とビタミンDが豊富な食品の含有量が、はるかに少なくなるでしょう。

さらに、市販のベビーフードは、手作りのものより水分が多く、エネルギー密度（1グラム当たりのカロリー数）が減ってしまいます。

そのため、手作りのベビーフードと同じ栄養を得るには、赤ちゃんは食べる量を増やすしかありません。そのせいでごく幼いときから必要以上の量を食べる習慣を身につけてしまったら、満腹感に反応する能力が損なわれるおそれもあります。

全体的に、瓶やパック入りのベビーフードの量は離乳食初期としてはかなり多く、一度開封すると長く保存できないため、与えすぎや無駄をたくさん出すことになりかねません。

「1種類の野菜」のピューレを手作りする

手作りには栄養面だけでなく、コスト面でも利点があります。

自分で野菜を用意してゆで、ピューレ状にするのは確かに時間がかかりますが、コスト効率

はるかによく、じつはとても手早く簡単に用意できます。とくに、たくさんつくって小分けにして冷凍すれば、あとでそれを食べさせられるのですから（264ページ参照）。

市販のベビーフードは、たとえば「ニンジン、サツマイモ、ブロッコリー」と複数の原料が記載されていると、材料が3つだけのような印象を受けますが、かさを増すために水や油が加えられていることもよくあります。

その点、手作りすれば、確実に主原料だけのベビーフードを用意でき、**より少ない量で既製品と同じ栄養分を得ることができます**。

手作りのベビーフードは、コスト効率に優れているだけでなく、たっぷり加工された市販品とは見た目も食感も違います。

瓶やパックに入ったものを買うときは、まずは**ひとつの野菜だけを含んでいるものから始めましょう**。残念ながら、こうした製品はあまり市販されていないので、自分でピューレをつくるのが理想的です（最初はブロッコリーやホウレンソウなど甘味の少ない野菜から始めます）。果物と野菜が混ざっているものは避け、果物だけの製品は離乳食後期まで控えましょう。

また、パック入りのピューレは、お子さんに食べさせるときはスプーンを使ってください。**大切な口腔内の発達はスプーンを使うことで促される**ため、お子さんがパックから直接吸い出すのを許すと、その機会を逃すことになります。また、スプーンを使わないと、あっというまに食べ終わってしまうのは言うまでもありません。

避けるべき食べ物

○「生後6か月」まで避けるべきもの

6か月になる前に離乳食を始めることを決めたときは、赤ちゃんの腸は未熟なため次の食品は避けてください。

- グルテンを含むパンやパスタ
- ナッツ（ピーナッツバターも）
- 魚介類
- 卵
- レバー
- 牛乳
- ソフトタイプのナチュラルチーズ

○「1歳」まで避けるべきもの

さらに、**12か月未満の赤ちゃん**には以下のものは食べさせないでください。

- **ハチミツ**――ボツリヌス菌という細菌の萌芽を含み、乳児ボツリヌス症を引き起こすことがあるので、1歳になるまでは控えましょう。発症はまれですが、消化器系の病気として死に至る可能性があります。
- **生の貝類**――食中毒を引き起こす可能性があるので、36か月未満は控えましょう。
- **牛乳**――1歳になるまでは、飲み物として摂取するのは控えましょう（12か月からは飲ませてかまいません）。調理には7か月から使用可能です。
- **ピーナッツを含む丸ごとのナッツ類**――5歳未満の子どもは、誤嚥《ごえん》の危険性があるので控えましょう。
- **生または半熟の卵**――サルモネラ食中毒の危険があるので、24か月まで控えましょう。食べさせるなら必ず固ゆでに。
- **加工された肉や魚**（缶詰や燻製、塩漬けなど）――塩分が多いものがあるので控えましょう。
- **加工食品**――塩分が多い傾向にあるので控えましょう。
- **砂糖または人工甘味料入りの食品や飲み物**――甘いもの好きになる可能性があるので控えま

しょう。

- **お茶やコーヒー**——とくに食事のときに飲むと、食べ物からの鉄分の吸収を妨げることがあるので控えましょう。

アレルギーを引き起こす食品

乳製品、小麦、卵、ナッツなど、アレルギーの原因になり得る食品は、**少量を一度にひとつずつ取り入れるように**してください。※ これらの品目を複数含んでいる食品は、各品目を食べても問題がないことを確かめてから食べさせましょう。

欧州小児消化器肝臓栄養学会の栄養に関する委員会では、入念に計画された複数のランダム化比較試験についてレビューを行ったところ、アレルギー誘発性食品（アレルギーを引き起こす可能性がある食品）の導入時期を、生後6か月以降に延ばしても、アレルギーの発症が防げることを示す科学的根拠は見つかりませんでした。この結論はアレルギーを起こしやすい家系の赤

※監修者より
取り入れ始める時期の目安は、乳製品は7か月ごろから、小麦、卵黄（固ゆで）は6か月ごろからです。

5、6か月〜

ちゃんにも当てはまりました。

委員会では、ピーナッツアレルギーを発症するリスクが高い赤ちゃん（たとえば、湿疹がひどいか卵アレルギーがある、もしくはその両方が見られる）には、**適切な訓練を受けた医療関係者の診断に従い**、生後4か月から11か月のあいだに、ピーナッツを食べさせるようにアドバイスしています。[9]

栄養に関する科学的諮問委員会（SACN）は、2017年に公表した報告案のなかで、**6〜12か月を過ぎても鶏卵とピーナッツを意図的に排除すると、じつはアレルギーを引き起こすリスクを高める可能性がある**と警告しています。[10]

そこでSACNは、6か月から試して問題がなければ、赤ちゃんのふだんの食事に取り入れるように推奨しています。また、最初に試したあとで継続的に食べていないと、アレルギーを発症するリスクが高まる可能性があることも警告しています。

グルテンも6か月から食べさせられますが、初めて試してから最初の数週間と、さらには幼児期のあいだは量を控えるようにしてください。[11]

○「塩」を加えてはダメ

赤ちゃんが**初めて食べるものに塩は不要です**。赤ちゃんにとって塩は未知のものであり、食べ物の味を隠してしまうだけで、味の好みを養おうとしている赤ちゃんにはプラスになりません。

また、塩分のとりすぎは危険をともないます。赤ちゃんの腎臓は過剰な塩分には対応できず、将来的に高血圧や肥満をはじめとするさまざまな健康問題を抱えるリスクを高める可能性があるからです。

塩は**1日当たり1グラム以内**※（パンならバターをつけない状態でふた切れほど）にすることがきわめて重要です。[12] スープの素やソース類、チーズ、加工食品には、いずれも塩がたっぷり含まれているので、離乳食には利用しないようにしましょう。

子どもはごく**幼い時期から塩を口にすると、しょっぱいものを好きになりやすい**ことが研究から明らかになっています。こうした研究のひとつでは、生後2か月から6か月の赤ちゃんに、塩水か果物を与え、彼らが3～4歳になったときに、しょっぱい食べ物を好むかどうか評価しました。[13]

塩水を飲んだ赤ちゃんは、就学前の時点でしょっぱい食べ物を好み、食べ物の表面にかかっている塩をなめる割合や、塩だけを食べる割合が高くなりました！

※監修者より

日本の基準では、生後0～5か月までは0・3グラム、6～11か月では1・5グラムが摂取の目安量です。

◯「砂糖」もゼロでいい

ごく幼い時期に甘い食べ物を食べさせると、子どもが甘いもの好きになる可能性が高くなります。これは虫歯になりやすいだけでなく、太りすぎや2型糖尿病のリスクを高める点でも問題があります。

離乳食の時期には、赤ちゃんの食べ物に砂糖を加える必要はありません。

果物はできれば干したものではなく、生のものを食べさせましょう。ドライフルーツは果物から水分を抜いているため、糖質が凝縮されています。生のクランベリー170グラムに含まれる糖質は2グラムですが、乾燥させた同量のクランベリーには37グラムも含まれています（これは350ミリリットルサイズの缶コーラを上回る量です）。

また、**ドライフルーツは、子どもの歯に張りついて虫歯のリスクを高めます。**子どもにドライフルーツを食べさせるときは、食事に取り入れるようにしてください。それだけでは食べさせないこと。そうすれば歯へのダメージを防ぐ効果があるでしょう。

摂取すべき「必須栄養素」は？

離乳食は赤ちゃんに、ビタミンDや鉄などの必須栄養素に触れさせるまたとない機会です。

ところが、大切な栄養素のなかには、幼い子どもたちが十分に摂取できないものや、摂取しすぎてしまうものがあることが、研究から明らかになっています。

「ジェミニ」[14]（21か月の幼児を対象）と国民食事栄養調査[15]（イギリスの18か月以上の国民から食事に関する情報を集める年次調査）のどちらにおいても、**子どもはビタミンDと鉄の摂取量が、極端に少ない**ことがわかりました。

○「ビタミンD」で丈夫な骨をつくる

ビタミンDは丈夫な骨と歯の形成と、筋肉の健康維持に欠かせません。また、免疫力など、そのほかのさまざまな機能にとっても大切です。**おもな供給源は太陽光**です。

ビタミンDの摂取が少ないと、くる病[16]の発症など健康状態に影響します。くる病は、骨の痛み、脚や背骨の湾曲といった骨の発育不良や変形を引き起こしかねない骨の状態です。

ビタミンD不足は、ほかにもさまざまな病気と結びつけられています。いくつかのがん、自己免疫疾患、循環器系疾患、感染症、不妊症、1型および2型糖尿病、認知機能障害などがその一例です。[17]

ビタミンDはさまざまな食品に含まれていますが、**食事だけで十分な量を摂取するのはほぼ不可能です。日光が何よりも優れた供給源です。**

また、ビタミンDは幼児があまり食べたがらない食品に含まれている傾向がありますが、赤

ビタミンDが豊富な食品（監修者より）
サケ
カレイ
サンマ
ヒラメ
マグロ
シラス
干しシイタケ

ちゃんには**早い時期からビタミンDが豊富なものを食べさせる**ようにしましょう。

○適度に必要な「ビタミンA」と「ビタミンC」

ビタミンAは、免疫力、視力、皮膚の健康、赤血球の循環にとって重要です。[18] **極端に不足すると、小児期の予防可能な失明の主因**となり、感染症や夜盲症（薄暗いところで物が見えづらくなる病気）のリスクを高めます。[19]

ビタミンCは、皮膚や骨、軟骨などの組織の成長や修復に欠かせません。極端に不足すると疲労感をもたらす壊血病、歯茎の腫れ、関節痛を引き起こし、傷が治りにくくなることもあります。[20]

ビタミンAの極端な摂取（1日当たり800マイクログラム以上）は悪影響をもたらす可能性があるので、[21] **ビタミンAが豊富な動物性食品（レバーなど）は週に一度まで**にしましょう。

鉄分が豊富な食品（監修者より）

動物性の供給源	植物性の供給源
レバーペースト	豆腐（もめん）
鶏レバー	納豆
豚レバー	きな粉
牛肉（赤身）	コマツ菜
豚肉（肩赤身）	ホウレンソウ
カツオ	チンゲン菜
イワシ	ゴマ
卵黄	

ビタミンAとCの供給源となるその他の食品については83ページを参照してください。

○「鉄分」の豊富な食べ物を好きになってもらう

鉄分の摂取量が少ないと貧血を招き、血液中で酸素を運ぶ赤血球が減少します。すると、臓器や組織は必要な酸素を得られなくなり、赤ちゃんの発育に影響を及ぼすおそれがあります[22]。

動物性の食品に含まれる鉄分は、植物性の食品に含まれるものより吸収率がよいため、**動物性の食品は鉄分の主要な供給源**となり、赤ちゃんにとっても最良の供給源になります。

離乳食を始めてから早い段階で取り入れると、赤ちゃんがこれらの食品を好きになる効果があり、ひいては長期的な健康の増進にもつながります。

第8章のまとめ

- いろいろな野菜をひとつずつ経験させましょう。**複数の野菜を混ぜたり、野菜に果物を混ぜたりしてはいけません**。
- 緑の葉物野菜など、鉄分を豊富に含むものを取り入れましょう。**母乳は鉄分が少ない**ので、母乳で育てている場合はとくに心がけてください。
- 果物は離乳食の後半で取り入れ、**酸味のあるものから始めましょう**。たとえば、サクランボ（種は取り除く）やプラムなど。
- 野菜と果物を混ぜ合わせた離乳食をすすめるネット上のアドバイスには注意しましょう。
- 塩と砂糖は避けましょう。**初めて食べさせるものに塩や砂糖を加えてはいけません**。
- 赤ちゃんに飲ませるものは水とミルクだけにしましょう。果物のジュースにはたくさんの糖分が含まれ、炭酸飲料には何の栄養価もありません。
- **離乳食開始時のおもな目的は、エネルギーの摂取ではありません**（赤ちゃんのエネルギーはまだミルクから得られます）。大切なのは、食べ物と味わいを経験させることです。

第9章

離乳食の「ルール」を守る

いい食習慣を定着させる

この章では、赤ちゃんが長年にわたって継続できる健康的な食習慣を確実に身につけることをめざし、離乳食の始め方について大切な秘訣を紹介します。

赤ちゃんが初めて口にする食べ物に興味や驚きを覚えたときの表情は、嫌がっている表情と誤解されることがよくあります。

すると親は、その食べ物を与えるのをやめてしまうことが珍しくありません。**注目すべきは赤ちゃんの表情ではなく、積極的に食べつづけるかどうか**です。

実際、赤ちゃんが初めて出された野菜を嫌うこともあるでしょうが、それはごく自然なことなので問題ありません。赤ちゃんにとって、初めて食べる野菜の味は未知のものです。嫌がっても少しもおかしくないのです。

大切なのは、赤ちゃんが最初に顔を背けたり、吐き出したりしても、あきらめないこと。**味は経験によってしだいに受け入れられる**ようになることが明らかになっています。[1]

野菜への抵抗を減らすには、経験する機会を増やしましょう。うまくいかなくて、赤ちゃんが明らかに嫌っているものを出しつづける気力がなくなることもあるかもしれませんが、根気が必要です。

科学的データから、**同じ野菜を繰り返し出していると、ほとんどの赤ちゃんはやがて受け入れ、その野菜を好きになることが示唆されています**。

ある研究では、49人の母親に、赤ちゃん（生後7か月）が嫌っている野菜のピューレを選んでもらい、16日間にわたって隔日で（合計8回）食べさせてもらいました。[2] そして、それを出さない日には、赤ちゃんが好きな野菜（ニンジンのピューレ）を食べさせました。

すると嫌いな野菜を最初に出されたとき、赤ちゃんは1回当たり平均して39グラムしか食べず、好きな野菜は164グラム食べました。日が経つにつれて、嫌いな野菜の摂取量は増え、8回目には174グラムになり、好きな野菜（186グラム）とほぼ同量になりました。

9か月後、3分の2の子どもは、最初は嫌っていた野菜を好んで食べていました。これは、赤ちゃんがある野菜を**最初は嫌っていても、根気よく続けることが重要**だと示唆しています。

場合によっては15回も繰り返す必要があるかもしれません。これは多く感じられるかもしれませんし、赤ちゃんに拒絶されるたびに投げ出したくなるかもしれませんが、**続ければ効果はある**はずです。

「味見」という意味では、口にする量はティースプーンに1杯ほどでかまいません。大切なのは、赤ちゃんがとにかく試してみることなのですから。それが味見というものです。

ピューレのつくり方

選んだ野菜（果物）をやわらかくなるまで蒸します（ゆでるより蒸すほうが栄養を逃しません）。蒸せたら、ミキサーかハンドブレンダーでピューレ状にするか、フォークでつぶしましょう。好みによって、赤ちゃんがふだん飲んでいるミルクか、沸かしたお湯で質感を調整してください。冷ましてからスプーンで食べさせます。

塩やソース、その他の味つけは必要ないことを忘れずに。目的は赤ちゃんが野菜のそれぞれの味を経験して好きになり、将来口にする食べ物のなかにさまざまな味を感じ、それを楽しめるようにすることです。

ピューレを冷凍する

ピューレを毎日ゼロからつくる膨大な時間を省くには、**多くつくって冷凍する**のがおすすめです。必要なのは製氷皿だけ。1種類でも数種類でも多めにつくり、冷めるまで待ちます。冷めたら製氷皿に流し入れ、ラップで覆います。冷凍庫（マイナス18℃）に入れ、凍ったらキューブを取り出して冷凍用の小分けの袋（フリーザーバッグ）に移します。バッグにはつくった日付をメモし、1週間以内に使いきりましょう。

使用するさいは小ぶりの鍋か電子レンジで温めます。電子レンジを利用するときは、熱いところがないようによく混ぜ、**赤ちゃんに食べさせる前に、自分で温度を確認しましょう**。一度解凍したピューレは、ふたたび冷凍してはいけません。

「好き嫌い」を減らす方法

なかには、野菜を受け入れるのがとくに苦手な子がいることも言い添えておかなければいけません。野菜の好き嫌いは遺伝的な影響が強いようですが、**遺伝的に野菜を嫌う傾向のある子**

どもがいるからといって、好みを変えられないとはかぎりません。遺伝子がすべてを決めるわけではないので、変わる余地はあるのです。

私たちがこれから行うアドバイスは、お子さんがさまざまな食べ物を積極的に受け入れ、好き嫌いを減らすのに役立つはずです。好き嫌いについては第11章（336ページ）でさらに詳しく論じます。

○ 少し食べたら、たくさんほめる

子どもの望ましい行動をほめれば、子どもは自分のしていることが親を喜ばせていると理解し、**ほめる行為はごほうびの役割**を果たします。

これは心理学で「正の強化」と呼ばれるものです。ある行動に付随して何らかの報酬があると、その後、同じ行動が繰り返される可能性が高くなるのです。このテクニックは単純そうに見えますが、食事を含め、子どもの行動を管理するのにとても効果的です。

赤ちゃんに初めての野菜や嫌っている野菜を与え、少し食べたらほめてあげると、赤ちゃんは野菜を食べるとお母さんが喜ぶのだとすぐに理解し、また食べる可能性が高くなります。**赤ちゃんに食べさせるときに笑顔でいれば、赤ちゃんも笑顔になるでしょう。**

たくさんの笑顔と励ましがあれば、野菜を食べるのは楽しいことなのだと、お子さんに伝えられるはずです。

◯ 大人がおいしそうに食べる

赤ちゃんや子どもたちは、ほかの人を観察することで、口に入れても安全なものが何か学習しますが、食品についても同じことが言えます。赤ちゃんはある食べ物が安全だと教えてもらいたがっています。あなたに試運転してもらいたいと思っているのです。

つまり、お子さんに食べさせたいものがあれば、**お子さんと一緒に、または目の前でおいしそうに食べる**のがいちばんです。

そこで嫌いな野菜があっても（嫌われている野菜の典型といえば芽キャベツでしょう）、お子さんには気づかれないようにしましょう。赤ちゃんに食べさせたり、自分で食べたりしているときに、あなたが顔をしかめているのを見られたら、すぐに悟られてしまいます。赤ちゃんは、芽キャベツを食べてはいけない不快で危険なものだと瞬時に学習するはずです。すると、そうした食べ物を拒絶する可能性がはるかに高くなります。

あなた自身が嫌いなものを食べ、好きなふりをするのは無理だとしても、お子さんに食べさせるのをやめてはいけません。**一度も食べたことがないものは好きになりようがありません**。食べさせてみると、むしろ気に入ることもあるでしょう。

親は子どものお手本です。あなたが野菜を嫌ったり、避けたりすれば、お子さんもそれに倣《なら》うでしょう。**子どもに野菜を食べさせたいなら、自分も食べること**。たとえ毎回ではなくても、できるだけ子どもと一緒に食べ、野菜は健康的でおいしいものだと伝えるように心がけてください。

最初から赤ちゃんを家族の食事に加えるのも一案です。そうすれば赤ちゃんはあなたを見て食べ方を覚えられるでしょう。これはつねに意識すべきことです。健康的な食べ方のお手本を示すことの影響力と、家族そろって食事をする重要性については、第11章（316ページ）でさらに詳しく説明します。※

野菜を「複数」にし、ほかの食べ物に進む

離乳食に慣れてきたなら、2、3種類の野菜を同時に出しはじめましょう。ただし、赤ちゃ

※監修者より

なお、離乳開始～慣れるまで（15日目ごろまで）のコツについて、日本では以下のように言われています。①1日目は10倍がゆのすりつぶしを離乳食スプーン1さじから始めます。2日目も同じものを1さじ。3～4日目は2さじ与え、徐々に増やしていきます。②おかゆと並行して6日目ごろからは野菜をプラス。1さじから始め、7日目も1さじ。8～11日目には2さじ与え、これも徐々に増やしていきます。③11日目ごろからは豆腐やマダイ（白身魚）などたんぱく質源食品もプラス。与え方は①②と同様、徐々に増やしていきます。食材には必ず火を通してください。

5、6か月～

んにはそれぞれの味を感じさせたいので、混ぜないでください。また、大切なのは赤ちゃんが嫌がっても続けることです。

新しい野菜に触れさせることも始めましょう。たとえば、サヤインゲン、セロリ、アスパラガス、ピーマン、赤ピーマン、ソラ豆など。ニンジンやサツマイモ、カボチャなど、甘い野菜も取り入れましょう。

またこの段階では、月齢に見合ったほかの食べ物も取り入れていきます。なかには赤ちゃんが野菜より喜んで食べるものもあるかもしれません。とくに果物は甘いのでよく食べるでしょう。種類によっては（ブドウやサクランボなど）**誤嚥の危険があるので、まるごと食べさせないように**くれぐれも気をつけてください。

リンゴや洋ナシなど、多くの果物は最初に加熱してやわらかくする必要があり、皮はやや硬いことがあるのでむいてください。まずはサクランボやキウイのような甘味の少ない果物から始めましょう。この時期なら赤ちゃんが受け入れやすいからです。

果物を野菜に混ぜるのは、野菜の味を隠してしまうのでおすすめしません。**果物を食べさせるなら、それだけで食べさせてください**。赤ちゃんが、さまざまな野菜や果物の個別の味に親しむことはとても大切です。赤ちゃんが苦手そうなものも繰り返し出して食べさせます。

ほかにも新しい食べ物として、肉や魚、豆類、パスタ、米、卵、ヨーグルトなどの乳製品も離乳食の時期に取り入れ、赤ちゃんがバランスよく食べ、必要な栄養をすべて得られるようにしましょう（ただし、生後6か月以降になるまでは控えたほうがよい食べ物があるので、251ページで確認してください）。

とくに大切なのは、**鉄分が豊富な食品を食べさせること**です。離乳食を食べさせながら、大人が食べるようなものも用意してあげましょう。赤ちゃんにとって、この段階でできるだけ多くの食品群を経験することが大切です。

赤ちゃんは噛むことを覚えはじめるので、**口腔の運動発達には幅広い食感の食べ物が必要になる**のです。

また、バラエティに富んだ食事は、健康的な発達をサポートする多彩な栄養を摂取するためにも欠かせません。**脂肪分の多い魚をはじめ、一般的には幼児があまり食べないような食品もぜひ取り入れましょう**。取り入れてもらいたい優れた食品の例は次のとおりです。

- 骨を取り除いた魚（サケなど）
- 固ゆで卵黄
- 肉（牛肉や鶏肉など）
- でんぷん質の食べ物（サツマイモやパスタなど）
- 豆類（レンズ豆やインゲン豆など）

脂肪分の多い魚

脂肪分の多い魚は、男の子は週に「4切れ」以内、女の子は「2切れ」以内にしましょう。脂肪分の多い魚には微量の汚染物質が含まれ、体内に蓄積するおそれがあるからです。こうした汚染物質が高濃度になると、女の子の場合は将来、出産する赤ちゃんの発育に影響が出ないともかぎりません。そこで念のため、**女の子は男の子よりも脂肪分の多い魚を食べる量を控えるように言われています**[3]。マカジキ、ミナミマグロ、キンメダイは高濃度の水銀を含み、神経系に影響しかねないので、子どもには食べさせないでください。

可能なときは、みなさんが自分のために用意しているものを、お子さんにも食べさせてみましょう。たとえばラザニアをつくるときは、赤ちゃん用にひき肉を少しだけ取り分けておきます。そうすれば準備の手間が減りますが、**調理中に塩を加えないようにくれぐれも気をつけてください**。

こんな「手でつかめる」ものを与えよう

フィンガーフードは赤ちゃんの目と手の連動を高め、かじって噛み砕き、飲み込むのに必要なスキルを発達させるのに役立ちます。赤ちゃんが固まりに慣れてくれば取り入れられます。それには簡単につまんで持てる状態にして、種や骨を除く必要があります。フィンガーフードのアイデアとして、いくつか具体例を紹介します。

- 蒸したブロッコリーやカリフラワー
- 蒸したニンジンのスティック
- 蒸したサヤインゲンやサヤエンドウ
- ゆでたジャガイモやパスタ
- 皮をむいたメロン
- マンゴー
- バナナ
- つかめるサイズのトーストやパン

「アレルギー」に気をつける

アレルギー反応が出やすいのは乳製品ですが、ほかの食品でも起きることがあります（卵、ナッツ類、シード類、小麦粉、魚、甲殻類など）。赤ちゃんがある食品を初めて食べたあとで、**次のうちひとつでも当てはまる症状があれば、かかりつけ医にただちに相談**してください。

- 下痢や嘔吐
- せき
- 喘鳴《ぜんめい》や息切れ
- 皮膚のかゆみ
- 発疹
- 唇やのどの腫れ
- 鼻水や鼻づまり
- 目の痛みや充血、かゆみ

めったにありませんが、**アレルギー反応が重いと命の危険**につながります。赤ちゃんが重いアレルギー反応を起こしていると思ったら、ただちに救急車を呼んでください。お子さんにアレルギーがあっても、乳製品を含まないチーズや、小麦粉不使用のパンなど、さまざまな選択肢があります。これについては、かかりつけ医が力を貸してくれるでしょう。

家族と「同じもの」をアレンジする

新たな食品群を経験させたら、今度は家族の食事をアレンジしたものを食べさせましょう。生後9か月以降は、母乳や粉ミルクに加え、1日に3回食事を与えてください。赤ちゃんが10か月から12か月になるまでには、**生野菜やグリッシーニのような歯ごたえのある食品も食べさせましょう**。この月齢になれば食材をつぶす必要はなく、細かく刻むか、ミンチにして出せるようになります。大切なのは、家族と同じ食事に移行するなかで、**できるだけ多彩な味や食感を引きつづき経験させる**ことです。

この時期になっても、12か月までは牛乳を飲み物として与えてはいけないこと（料理には7か月から使えます）、塩分を控えること（ソースはかけない）など、注意すべきことはあります。それでも全体的には、赤ちゃんがほかの家族と同じものを食べるのを止める必要性はぐっと減ります。

ただし、この月齢では、赤ちゃんはまだ食感を覚えている最中で、歯もすべて生えそろっていないので、多少はアレンジする必要があるかもしれません。たとえばトーストを小さくちぎったり、ローストポテトをフォークでつぶしたりというように。[※1]それでも、大人が食べるものの大半は食べられます。

食べることを学ぶときに大きな役割を果たすのが社会的背景です。**ほかの人を観察して、食べ方を身につける**のです。そのためには、お子さんにもほかの家族と同じものを出して、家族の一員として、一緒にテーブルに着くようにしましょう。そして、できるだけテレビの前では食べないように。**テレビがあると、子どもは自分の満腹感に反応できなくなる**可能性があります。これについては第11章でさらに論じます（328ページ）。

第9章のまとめ

- 継続しましょう。ものによっては、**赤ちゃんは何度か試してようやく受け入れられることがあります**。
- 果物を混ぜたり、ソースをかけたりして、野菜をほかの味でごまかしたり、隠したりするのはやめましょう。
- 赤ちゃんに準備が整った様子が見られたら、すぐに固まりやさまざまな食感を取り入れるようにしましょう。タイミングを逃さないように。

- 離乳食を始めて最初の数週間から数か月は、**できるだけ多彩な食べ物を与える**ようにしましょう。
- 赤ちゃんが初めての食べ物や、好きではなさそうなものを口にしたときは、**満面の笑顔でほめ言葉をかけ、喜びの気持ちを伝えましょう**。
- お手本になりましょう。子どもに野菜を食べさせたければ、親が目の前で食べなくてはいけません。
- 1歳が近づいてくると、**赤ちゃんは加熱してあれば大人とほとんど同じ食材を食べられます**。[※2]

※
監修者より

※1　まだ上下の奥歯が生えそろわない2～3歳までは、レタスやトマトの皮、キャベツの千切りなど、薄いものや、もそもそしたものも噛みつぶせないので注意が必要です。

※2　食材は大人と同じものを使えますが、「加熱すること」「奥歯が生えそろっていないので食べやすく調理すること」「糖分や塩分は1歳なら大人の2分の1以下、それより前はごく薄味にすること」が必要です。

PART 4

「幼児」になったら何を与える？

子どもは1歳を過ぎるとコミュニケーション能力が高まり、自立が進みます。親にとっては、子どもが**現在と将来に何をどう食べるのか道筋をつける**機会がたくさんあります。

子どもが成長するにつれて楽になることもありますが、少し大変になることもあります。好き嫌いが極端に多いとなおさらです。イギリスでは就学前の子どもたちの太りすぎと肥満の割合が高いため、**生まれてから最初の１０００日間で、健康的な食習慣を身につけること**が非常に重要です。

肥満の健康リスクは大人になるまで現れませんが、問題は一度標準より太りすぎか肥満になった子どもは、その後成長しても、さらには大人になってからも、その状態が持続しやすいことです。

英国公衆衛生庁が２０１７年に発表したデータによると、5歳のときに太りすぎていた子どもたちは、11歳になった時点で、31パーセントがやはり太りすぎの状態にあり、そのうち30パーセントが肥満に、13パーセントが重度の肥満になっていました[1]。また、20万人以上を対象にしたレビューから、太りすぎの子どもの大半が、思春期や大人になってからもその状態にあることが明らかになっています[2]。

だからこそ、最初の１０００日間に健康的な体重を維持することがきわめて重要なのです。

太りすぎが子どもたちの心身に及ぼす影響は広範囲に及び、しかも根深いものになりかねません。心理的な影響としては、気分の落ち込み、健康的であるべき生活の質の低下、情緒障害・

行動障害（気分の落ち込みや不安など）、学業成績の低下などを引き起こすおそれがあります。[3]

また肥満の子どもたちの長期的な影響としては、大人になってからの2型糖尿病、冠動脈性心疾患、さまざまながんのリスク増加などがあります。[4]

幼児期は、子どもが健康的な体重を維持できる習慣を育む絶好の機会です。こうした幼い時期の最適な栄養（何を食べるか）は、一生の健康の土台となり、お子さんが現在から大人になるまで、元気に過ごせるようにしてくれるでしょう。その一方で、**この時期に身についた習慣は、生涯変えられない可能性**があります。

本書の締めくくりとなるこのパートでは、イギリスで行われた幼児の食と食習慣に関する最大規模な研究（ジェミニ）に基づき、秘訣やヒントを紹介します。これらはお子さんが最適な栄養を取れるように正しい道を進み（何を食べるべきか――第10章）、お子さんが生涯変わることのない健康的な食習慣を身につける（どう食べるべきか――第11章）のに役立つはずです。

第10章

最高の「栄養」をとる

子どもは何を食べるべき？

健康的でバランスの取れた食事は、お子さんの健康と発達にとってきわめて重要です。ところが、健康的な食事がどんなものか、わかりづらいところがあります。とくに、**実際には違うのに、健康に良いと宣伝している子ども向け食品が売られている**のでなおさらです。

健康的な食事を理解するには、幼児に必要な栄養を知る必要がありますが、食品ラベルをよく読むことも欠かせません。食品ラベルは、わざとわかりづらくなっていることがあるからです。

本章では、エネルギーと栄養の摂取量に関するガイドラインと、それをお子さんに当てはめる方法をより良く理解できるように、必要な知識をお伝えします。

私たちは「ジェミニ」によって、2歳前後の2000人以上の子どもについて大規模な食事の調査を行いました。方法としては、親に3日間の食事日記をつけてもらい、分量のガイドに従って、子どもが飲食したすべての品目と量を記録してもらいました。

この日記から、調査対象の子どもたち全体のエネルギーと栄養の摂取量の平均が明らかになりました。(5)

私たちはこの調査によって、幼児の食習慣について重要な知見を手にし、それによってこの分野の研究に対する意欲がさらに高まり、本書を執筆することになりました。この研究をもとに、**幼児期の子どもに何をどう与えるべきかという待望の手引き**をみなさんに公開します。

必要な「エネルギー」はざっくり意識する

公的機関が推奨する1日のエネルギー摂取量（1日当たりのキロカロリー）は大まかな目安にすぎず、**正確な量はお子さんの体格や運動量など、ほかの要因によっても変わってくる**でしょう。※

※監修者より
日本の基準では1～2歳の男子は1日950キロカロリー、女子は900キロカロリー、3～5歳では男子は1日1300キロカロリー、女子は1250キロカロリーが必要とされています（普通程度の活動量の場合）。

1歳～

男の子と女の子で差があるのは、男の子のほうが少し大きいため、より多くのエネルギーを必要とするからです。また、摂取量をそこまで細かくチェックするように期待されても無理だと思うことでしょう。

確かにそのとおりです。1日を通してお子さんが食べるあらゆる食品のエネルギー量を知るのはまず不可能なので、**必死になってカロリー摂取量を計算するようにとはおすすめしません。**

健康的な食事とは、カロリーがすべてではありません。大切なのは変化に富み、バランスの取れた食事を、お子さんの年齢に見合った量だけ食べさせることです。

「たんぱく質」が多いと肥満につながる

保健省が幼児に推奨しているたんぱく質の1日当たりの摂取量は14グラムです。※(6) 具体的には、Mサイズの卵には約6グラムのたんぱく質が含まれています。一般的に、大人にとって高たんぱくの食事は、健康的な体重を維持する（または減量する）には効果的だと考えられています。

ところが研究によって、**乳幼児がたんぱく質を多く取ると肥満に結びつく**ことが明らかになっています。たとえばある研究によると、乳幼児が生後12か月から24か月のあいだにたんぱく質を取りすぎると、7歳になった時点で肥満度指数（BMI）と体脂肪率が高くなることがわかりました。(7)

現在、研究者のあいだでは、たんぱく質の摂取量が多いとインスリンの生産を活性化し、血液中の糖が脂肪として蓄えられるのを促すと考えられています。また、それは急速な成長を促す「インスリン様成長因子1」の生産を活性化させるものと思われます（さらには、大人になってからの肥満を「プログラム」し、2型糖尿病や循環器系疾患といった病気に結びつく可能性もあるようです）[8]。

「ジェミニ」では、幼児が平均して、**推奨されるたんぱく質の量の3倍近く（1日当たり40グラム）を摂取**していることを突きとめました。さらに、たんぱく質を多く食べている幼児は、2歳から5歳にかけて体重増加が大きいこともわかりました[9]。

また、乳製品（ミルクやチーズなど）から摂取したたんぱく質は、その他の動物性たんぱく質（肉や魚）や植物性たんぱく質（カボチャのタネやレンズ豆）よりも体重増加が大きくなることも、「ジェミニ」によって明らかになっています[10]。じつのところ、エネルギー摂取量の4分の1近くがミルクに由来し、「ジェミニ」の子どもたちの多く（13パーセント）が、2歳になった時点でも引きつづき粉ミルクを飲んでいました[11]。

つまり、**子どもたちはミルクを飲みすぎていて、それがたんぱく質の過剰摂取**と、1日当たりの過剰なエネルギー摂取を招いていると考えられます。

※監修者より
日本の基準では1～2歳の推奨量は1日20グラムです。

1歳～

そこで、お子さんの毎日のたんぱく質の摂取量に気をつけることが大切です。ミルクをたくさん飲んでいれば、簡単に増えてしまう可能性があります。

エネルギーの半分以上は「炭水化物」からとる

お子さんの**エネルギーの半分以上は、炭水化物から摂取すべき**です。[12] 供給源として適しているのは、パスタや米をはじめとするでんぷん質の食品です。

糖類の摂取量については、2歳未満の子どもには1日当たりの上限はとくに定められていませんが、**糖類を添加した飲食物は与えないように推奨されています。** 2歳以降は、SACNによって、遊離糖類（飲食物に添加された糖類や、ハチミツや甘味を加えていない果汁にもともと含まれている糖類）の摂取量を、1日のエネルギー摂取量の5パーセント以内、つまり1日12グラム以内にとどめるように推奨されています。※[13]

具体的なイメージとしては、甘味を加えていない果汁100パーセントのオレンジジュースでは、小さなコップ1杯分（150ミリリットル）に約13グラムの糖類が含まれています。[14]

ほかに糖度の高い飲み物としては、糖類入りの炭酸飲料や栄養ドリンク、果物のスムージーやジュース、ミルクセーキなどがあります。食品で糖類を多く含んでいるのは、ビスケット、キャンディ、ケーキ、チョコレート、糖類を加えた朝食用シリアル、アイスクリームなどです。

「脂肪」にはいいものと悪いものがある

脂質は子どもの食事に欠かせない要素ですが、エネルギー密度がきわめて高いので（ほんの少量でもカロリーが高くなります）とりすぎてはいけません。

具体的には、脂質は1グラム当たり9キロカロリーですが、たんぱく質や炭水化物はたったの4キロカロリーです（つまり、**脂質は同じ量でも2倍以上のカロリー**になるのです）。

お子さんが2歳になり、順調に成長していて健康なら、脂肪分が高い食品は低脂肪タイプを利用してかまいません。

また、脂肪はさまざまな形態で体内に取り込まれ、なかには体にいいものもありますが、あまり良くないものもあるので制限する必要があります。

○ ポテトチップスなど「飽和脂肪酸」は控えめに

みなさんは、飽和脂肪酸が不健康なものなのかという問題について、メディアで矛盾する意

※監修者より

日本では砂糖類の摂取量について、1～2歳では1日3～5グラム、3～5歳では5～15グラムの範囲で示されているものが多いです。

1歳～

見を目にしたことがあるかもしれません。データからは一般的に、飽和脂肪酸のとりすぎは総コレステロールを上昇させ、とりわけ**動脈をふさいで心臓疾患を招く悪玉（LDL）コレステロールを増やす**ことが示されています。

2016年にWHOは、信頼性の高い複数のランダム化比較試験についてレビューを行い、飽和脂肪酸を不飽和脂肪酸に置き換えると（たとえば、調理にはバターではなく植物性オイルを使う）、悪玉コレステロールの低下など健康に良い効果がもたらされる、と結論づけました[15]。

飽和脂肪酸を多く含む不必要な食品はあまり食べさせないようにしましょう。具体的には、ポテトチップスやアイスクリーム、チョコレート、ビスケット、ケーキなどの加工食品がこれにあたります。

○ アボカドなど「不飽和脂肪酸」は体に必須

不飽和脂肪酸は良い脂肪ですが、これにはおもに2つの種類があります。オリーブオイルやピーナッツオイル、アボカド、それにほとんどのナッツ類に含まれる一価不飽和脂肪酸と、コーンオイルやベニバナオイルなどに含まれる多価不飽和脂肪酸です。

多価不飽和脂肪酸は「必須脂肪酸」と呼ばれ、体のさまざまな機能（新しい細胞の生成や、血液の凝固、筋肉の動きなど）に不可欠ですが、自分ではつくれません。そのため、**子どもは食事から摂取する必要があります。**

多価不飽和脂肪酸には、おもにオメガ3系脂肪酸とオメガ6系脂肪酸の2種類があります。オメガ3系脂肪酸は血圧を下げ、善玉（HDL）コレステロールを増やし、トリグリセリド（中性脂肪）を下げることで、心臓疾患を防ぐのに役立つ可能性があります。

多価不飽和脂肪酸が豊富な食品は、アボカド、脂肪分の多い魚（サバ、イワシ、新鮮なマグロ、サーモンなど）、一部の植物性オイル（アマニ油など）、一部の種実類（クルミやアマニなど）です。

「食物繊維」で便秘や肥満を防ぐ

食物繊維をたっぷり含んだ食事は、幼児の便秘を軽減するのに役立ち、将来的には結腸がんや、心臓疾患、肥満などを防ぐうえでも大切です[16]。

食物繊維には水溶性繊維（バナナ、ニンジンなどに含まれる）と、不溶性繊維（食物繊維の多いシリアル、全粒粉パン、胚芽米など）の2種類があります。

肉や魚から「鉄分」をとる

ミルクを飲ませすぎないように気をつけ、赤身の魚肉や鉄分を多く含む野菜に加え、鉄分が強化された食品を適度に食べさせれば、お子さんはこの大切な栄養を十分に取ることができるでしょう〔鉄分が豊富な食品については、259ページを参照してください〕。

ほとんどの子が「塩分」をとりすぎている

SACNでは、1歳から3歳のイギリスの子どもに対して、**1日の塩分の摂取量を最大2グラム**とするように推奨しています[※17]。イギリス栄養協会は、この摂取量は「理想的」でも「最適」でもないものの（これでもまだ多すぎる可能性があります）、大半の子どもにとっては、おそらく達成できる数字だと強調しています[18]。塩分の取りすぎは、大人になってから高血圧や心臓疾患のリスクを高めます[19]。

「ジェミニ」で調査した子どもたちも、**ほぼ全員が塩分を取りすぎていました**。これは健康に悪影響を及ぼしかねないだけでなく、ほかのある研究によると、将来の味の好みを左右する可能性があることもわかっています。

たとえば、ある研究によると、生後6か月で食卓のでんぷん質の食べ物（塩分の源）を口にした赤ちゃんは、就学前（3歳から4歳）の時点で塩分の高い溶液を好み、食べ物にかかっている塩をなめたり、塩そのものを食べたりする傾向が高くなりました[20]。

そこで、**子どものために用意する食べ物にはけっして塩を加えず**、加工食品（製造の段階で何らかの変化が加えられている食品）にも注意しなければなりません。加工食品の例としては、インスタント食品やチーズ、ポテトチップス、ハム、ベーコン、ソーセージなどがしばしば塩分を多く含んでいます。

健康的な食事の「実践法」

子どもが最適な栄養を確実に取れるようにするには、どうすればいいのでしょう？　簡単ではありませんが、栄養が豊富なものをたくさん食べさせ、糖類や塩分、不必要な脂肪を多く含むものは控えることが大切です。

食事だけでなく、おやつも健康的なものを用意し、どちらも年齢にふさわしい量を食べさせることも欠かせません。

①食品群の「バランス」を守る

みなさんは「チェンジフォーライフ」について聞いたことがあるかもしれません。保健省が行っている、太りすぎ防止の全国キャンペーンです。(21)

※監修者より
日本の基準では塩分の摂取量について、1～2歳は男子は1日3グラム未満、女子は3.5グラム未満が目標量とされています。

1歳～

これは健康的な食事について、たくさんの情報を提供してくれます。なかでも、イートウェル・ガイドは、健康的でバランスのとれた食事をするには、各食品群をどれだけ食べればいいか図解しています。[22]

5つの食品群の内訳は次のとおりです。

1. パン、米、ジャガイモ、パスタ、その他のでんぷん質の食品
2. 果物と野菜
3. ミルクと乳製品
4. 肉、魚、卵、豆と、乳製品を除くその他のたんぱく源
5. 脂質や糖類を多く含む飲食物

心がけてもらいたいのは、**1〜4のグループから毎日幅広く食べること**です。5番目のグループ（チョコレート、ポテトチップス、ケーキ、アイスクリーム、キャンディなど）は、健康的な食事に欠かせないものではなく、食べるならほんの少しにすべきです。

この5番目のグループについて、ガイドラインでは、**2歳未満には与えるべきではない**としています。それでも食べさせる場合は、週に1、2度だけにしましょう。

1歳から4歳のお子さんには、毎日食べさせるものの3分の1を、パンやシリアル、ジャガ

イモが占めるようにしてください。※ また、食事やおやつには野菜と果物を食べさせるように心がけましょう。ミルクや乳製品は、食事やおやつの時間に出すようにしてください。

1歳から2歳のお子さんには、**1日につき約300〜400ミリリットルの牛乳を飲ませる**と、健康的でバランスの取れた食事になります。たとえば、午前中におやつと一緒に少し飲ませ、あとは昼寝の前に飲ませてもいいでしょう。メインとなる食事には、**肉や魚、卵、豆など、鉄分の豊富な食品**を必ず取り入れてください。

② 不健康な食べ物を制限する

食品ラベルを確認し、家にあるキャンディ、チョコレート、ポテトチップスなどの**脂質と糖類が多い不健康な食品の量を制限**しましょう。お子さんの健康的な食生活のためにはそれがきっといちばん簡単な方法です。

お子さんに与える糖類の量を減らすには、おもな飲み物として**果物のジュースではなく、水を飲ませましょう**。安易に砂糖を人工甘味料に替えるのはおすすめしません。お子さんが甘いものを好きになるように促しかねないからです。

※監修者より
日本では米やパンなどの主食が総摂取カロリーの半分以上を占めるようにするのが一般的です。

紅茶に砂糖を入れて飲んでいる人は、砂糖なしではおいしくないと感じるものですが、それは甘い味に慣れてしまったからです。

いちばんいいのは、「甘いもの好き」にしないように、最初から甘い味付けを好む習慣を植えつけたり、助長したりしないことです。加工食品には、自宅で調理したものより多くの糖類が含まれているので、あまりたくさん買わないようにしましょう。

また、**子どもたちはいとも簡単に塩分を取りすぎてしまいます**。たとえば2歳児にこんなメニューを出したとします。

朝食にコーンフレークを20グラム（塩分0・37グラム）、昼食に全粒粉パンひと切れ（塩分0・4グラム）と30グラムのチーズ（塩分0・5グラム）でつくったハーフサイズのサンドイッチ、おやつにポテトチップスを半袋（塩分0・17グラム）、夕食にスティック状の魚のフライふた切れ（塩分0・23グラム）と野菜。これだけで推奨されている**1日当たりの上限2グラム**が目前です。

これらは多くの子どもにとって日常的な食べ物なので、とくに塩分が高いとは思えないものもあるでしょう。ところが、加工されたシリアルやパン、チーズは驚くほど多くの塩が含まれています。

ほかに塩分が高い食品は以下のとおりです。

- ベーコン

- スープの素やソース
- しょう油
- ソーセージ
- 肉や魚の燻製《くんせい》
- フライドチキン
- ハム

③ 不健康な食べ物を置き換える

子どもの食事の塩分を減らすには、**できあいのものを買わずに、自分で料理すること**です。塩ではなくトマトピューレ、ニンニク、レモン汁などで味付けしてもいいですし、塩分控えめのスープの素を買ってもいいでしょう。※野菜は塩ゆでにするより、ローストすると風味が引き出されるのでおすすめです。

小さな変化を重ねれば、子どもに不満や物足りなさを感じさせずに食事を大きく変えられます。健康的な変更例には次のようなものがあります。

※監修者より

ほかにはショウガも風味づけに適しています。

市販品を1日2回与える場合の
1〜2歳児のおやつ1回分の目安（監修者より）

牛乳（75ml）＋どら焼き1/8個
牛乳（75ml）＋とり五目おにぎり1/6個
牛乳（75ml）＋ポッキー（チョコ）2本
牛乳（75ml）＋ビスコ（小麦胚芽入り）1個
牛乳（75ml）＋のり巻きせんべい（小）1枚
牛乳（75ml）＋たこ焼き1個

牛乳等自然のものと組み合わせることで、市販品の量を制限することをおすすめします。
※出典：上田玲子編著『子どもの食生活［第3版］』（ななみ書房）

- ドライフルーツを生の果物にする。
- アイスクリームを冷凍バナナにする。
- 目玉焼きではなく、ゆで卵やポーチドエッグにする。
- ケーキやビスケットを、レーズン入りのパンや麦芽パン、フルーツブレッドにする。
- シリアルは、ハチミツや砂糖でコーティングされたものではなく、糖分の低い穀類にする（全粒粉ビスケットなど）。
- スープの素を減塩タイプにする。

「健康的なおやつ」を与える

多くの親にとって、健康的なおやつというのはわかりづらいものです。子ども向けに市販されているお菓子の多くには、脂質と糖類がたっぷり含まれていますが、まるで健康的であるかのようなイメージで売られています。

忙しい暮らしのなかでは、子どもが食べるものをすべてゼロから用意する時間はないので、家庭で手間をかけずに食べさせられる**果物などをおやつにしましょう**。

果物は種類が豊富で色鮮やかなため、幼児には魅力的に見えるはずです。家庭で果物をボウルに入れて飾っておくと、子どもたちは興味を引かれてたくさん食べるようになることが、いくつもの研究から明らかになっています[23]。

お子さんには、生の果物だけを食べさせ、**のどが渇いたときは水〔や麦茶〕を飲ませる**ようにおすすめします。ミルクはおやつとして飲ませてもかまいません。

もちろん時には、チョコレートやポテトチップスのような脂質や糖類が多いものを食べさせることもあるでしょう。**その場合は、食べさせる頻度と量にくれぐれも注意してください**。それらは健康だけでなく、歯にも悪いからです〔右ページの表は、市販品を与える際の日本での目安です〕。

こんなおやつがオススメ

- 果物――メロン、イチゴ、ブドウ（誤嚥《ごえん》防止のため縦半分に切る）、リンゴ、バナナ、洋ナシ、キウイ、ミカン
- 小さな器に入れたブルーベリー

- 果物のスライスを添えたプレーンヨーグルト
- ニンジン、キュウリ、パプリカのスティックにヨーグルトを添えて
- グリッシーニにツナのパテを添えて

時間のないときは、準備が簡単なおやつはありがたいですが、時間に余裕のあるときは、**お子さんと一緒に何かつくる**のも名案です。さまざまな食材に親しめるので、初めての食べ物を試す機会にもなります。

親にとってやや問題になるのは、子どもを保育園やシッターに預けるときで、「適切な」食べ物が提供されていないと感じることがあるかもしれません。

お子さんに与えられる食事やおやつが自分の方針と合わないなら、**保育園のスタッフや、預け先のシッターと話し合いましょう**。

子どもに対する自分の希望をはっきりと伝えるのは、何ら問題ありません。お子さんはあなたの子どもであり、高額な保育料を払っていることもあるのですから、**預け先での待遇については意見を言う権利があります**。たとえば、「うちの子には果物のジュースは飲ませないでください。水だけにしてください」などと遠慮せずに言いましょう。

おじいちゃんやおばあちゃんにも同じことが言えます。祖父母というのは「おいしいもの」

で孫を甘やかすのが大好きなので、わが子に健康的な食習慣を身につけさせようとしているみなさんの努力を台無しにすることがあります。

これはなかなか難しい問題です。子どもの面倒を見てくれることに感謝しつつも、自分たちが決めたルールには従ってもらいたいと思うからです。

いちばんいい解決策は、よく話し合うこと。自宅での方針と、どうしてそれを守ってもらいたいのか説明しましょう。

いつのまにか食べさせすぎている

子どもが食べている量は十分なのか、それとも多すぎるのか。見きわめるのは難しいものですが、**親は「食べすぎ」よりも「足りていない」ことをはるかに心配する傾向**にあります。子どもの食欲は一人ひとり異なり、食べる回数や量はそれぞれの食欲に応じて変わってきます(もちろん、時期による成長のスピードなど、ほかの要因も影響しています)。

多くの親は、適量を把握するのに苦労しています。幼い子ども向けの年齢ごとの適量については、科学的根拠に基づいた指針を見つけるのがきわめて難しいので無理もありません。

親はよく、子どもが十分に食べていないのではと心配しますが、ITFによる最近の調査から、イギリスに住む親の多くが、じつは幼い子どもたちに過剰な量を出していると示唆されています。つまり、1回分の量が、年齢に応じた適量を上回っているのです[24]。幼児のいるイギリス人の親1000人を対象にしたある調査では、**多くの親が大人の分量を出していました。**

一度に多くの量を出すのは問題があります。子どもは（そして大人も）出される量が多いと食べる量が増えることが、研究からほぼ一貫して明らかになっているからです[25]。私たちは誰もが、食べ物が目の前にあると、ただ食べられるからという理由だけで、少しばかり食べすぎてしまう傾向があります。

ある研究では、3歳から5歳の35人の子どもたちに、異なる量のおやつを出しました。そして、おやつの時間とその後の昼食時に食べた量を測定したところ、年齢に関係なく、おやつを多く出された子どもたちのほうが、トータルでたくさん食べていました[26]。

また、4歳から6歳の16人の子どもを対象にした研究では、1日の食事量を調査した結果、**子どもたちの食べる量に最大の影響を与えるのが、出される量**だとわかりました[27]。

これらの研究は、規模こそ小さいものの、ほかのさまざまな研究でも、もっと大きな子どもや大人も含めて同様の結果が繰り返し認められています。

このように、**たくさん出されるとたくさん食べてしまう**傾向は、食料が乏しく、食料が手に入ったときは最後の最後まで食べるのが賢明だった数千年前には役に立っていたものと思われます。

ところが、現代の食環境では、**食料をほぼ無尽蔵に手に入れることができ、そのせいであっ**

というまに太りすぎになります。そして、満腹感に鈍感で、食べ物に敏感な子どもたちは、さらに食べすぎてしまうのです。

今では常識かもしれませんが、一度の食事でカロリーオーバーになる原因は2つあります。食べる量が多い(グラム数が多い)か、量は少なくても(グラム数は少ない)エネルギー密度が高い(グラム当たりのカロリーが高い)かのどちらかです。

そこで、子どもに出す量を考慮するさいに、もうひとつ考慮すべき点は、個別の食品のエネルギー密度です。

「エネルギー密度」って?

エネルギー密度とは、食品の1グラム当たりのエネルギー量(カロリー)のことです。スープやシチュー、果物、野菜といった**エネルギー密度が比較的低い食品は、水分量が多い傾向**があり、食品1グラム当たりのカロリーが低くなります。ビスケットやケーキ、ポテトチップス、ピーナッツ、チーズなど、**エネルギー密度が比較的高い食品は、脂質が多く、水分量が少ない傾向**にあります。

子どもは「おやつの後」でも、たくさん食べてしまう

理論的には、エネルギー密度が高い食品なら、体が自然に調整して、食べる量を控えるはずですが、実際にはそうではないようです（少なくとも、すべての子どもには当てはまりません）。先ほど触れた4歳から6歳を対象とした研究では、子どもたちは、**食品のエネルギー密度によって食べる量を調整することはありませんでした**。出される量が多くなると、食べる量も増えました。

また、研究者のあいだには、子どもはおやつのあとに食事をすると、食べる量が減るはずだという認識があります。つまり、食事に出かけたとき、子どもは前菜を食べたら、適量を保つためにメインをあまり食べないはずだという考え方です。

ところがやはり、**すべての子どもがそうとはかぎらない**ことが、研究から明らかになっています。

こうした研究は、子どもによっては大人と同じように、食環境のいくつかの要素（1回分の量やエネルギー密度など）から影響を受ける可能性があることを実証しています。この傾向は生後6週間という、生まれて間もない赤ちゃんにさえ見られます。

生後6週から21週の赤ちゃんを母乳で育てているお母さんに、搾乳によって母乳の分泌量を

増やしてもらいました。すると**母乳の量が増えた結果、赤ちゃんはより多くの母乳を飲み、より多くのエネルギーを摂取しました**[28]。これは、一度に多い量を出されることが、摂取量を調整する能力を妨げること、そしてそれはごく幼い赤ちゃんでさえ例外ではないことを示唆しています。

2015年に、1回分の量が飲食する1日の総量に影響を与えることを論じた研究論文の要約と科学的根拠に対する査定が行われました[29]。合計6603人の参加者を擁した58件の研究が評価され、**大人も子どもも、多い量にさらされると食べる量が増える**と結論づけられました。食事全般において1回分の量を減らせば、1日のエネルギー摂取量を144~228キロカロリーは減らせる、と著者は述べています。

これはじつはかなりの量で、子どもによっては健康的な体重を維持できるか、太りすぎになるかを左右する可能性があります。

1回の量が多いから体重が増えすぎてしまう

私たちは、イギリスの乳幼児の全国規模のサンプルを対象に、食べる量が多いと太りすぎる可能性が高くなるかどうか調べました[30]。すると、どんな子どもも、1日に食べる回数はだいたい5回(3度の食事と2度のおやつ)でしたが、太りすぎの子どもたちは、1度に食べている量が多いことがわかりました。

そして「ジェミニ」では、1回の量が、2歳から5歳にかけての子どもの体重増加率にどう影響するか調べました[31]。

その結果、平均してたくさん食べている子どもたちは、食べる量が少ない子どもたちより、体重が増えていることがわかりました。私たちのこの研究は、**幼児期の太りすぎが食事やおやつの食べすぎと密接に関係している**ことを示唆し、子どもに出す量には注意が必要だと強調しています。

お子さんに必要な量を判断するには、その子が食に関してどんなタイプなのかを見きわめ、それに合わせて対応するのがいちばんです（詳細は次章を参照してください）。

授乳や離乳食のときと同じように、**みなさんに守っていただきたい原則は反応型の食事**です。

第10章のまとめ

- 子どもに必要な栄養についてよく知りましょう。
- 健康的な工夫を少しするだけで、**子どもの食生活に大きな変化をもたらすことができます**。
- 1回分の量に気をつけましょう。過剰な量は幼児の体重増加に影響することが明らかになっています。

- **子どもはたくさん出されるとたくさん食べてしまう**ので、それぞれに適した量を用意しましょう。
- 1回分の量は一概には決められません。それぞれの子どもに必要な量は体重によって変わります（食欲も関係しますが、これについては次章で説明します）。
- 保育園などで出される食事の内容に不安があれば、相談して希望を伝えましょう。**子どもに食べさせたいものと、食べさせたくないものを伝えるのは悪いことではありません**。ほかでもない、わが子のことなのですから。

第11章

健康的な「食習慣」を身につける

子どもはどう食べるべき？

命が宿ってからの最初の1000日間は、長年にわたる食習慣の土台を築くまたとない機会です。この時期に**何を食べるかも大事ですが、どう食べるかも大切**です。幼児期には、親がどんなふうに食事を与え、どんな習慣を身につけさせるかが、子どもの食欲の調整力を最適化することにつながります。

また、子どもが健康的な食べ物を好み、不健康な食べ物を控え、目新しい食べ物を積極的に受け入れる力を養うことにもなります。子どもが食べ物と良好な関係を築き、食べ物をなぐさめや楽しみ、報酬ではなく、栄養とみなせるように手助けできるのです。

みなさんはもう、反応型の食事の原則はよくおわかりでしょう。**子どもの食べ方を見きわめ、その個性をサポートするような、適切な方法で食事を与えることです。**お子さんが家族の食事に本格的に加わるようになってきても、このアプローチは続けてください。

ただし、成長にともない、お子さんが良好な食習慣を身につけるには、反応型の食事だけでは不十分です。これからは、決まった時間に食事をする習慣を養い、食事の支度や買い物も経験させなければなりません。こうしたことはすべて、お子さんがいずれ自分自身で食べ物について選択するようになったとき、**賢明な判断をする下地をつくることになる**のです。

反応型の食事は良好な食欲調整力と、食べ物との健全な関係の土台を築くと考えられています。そして、反応型の食事を実践すれば、それぞれの子どもの食べ方に見合った方法で食事をさせることができるでしょう。

「親の知識」が子どもの将来を変える

幼児期と児童期の反応型の食事と体重増加、食欲調整力について分析した網羅的なレビューは、**反応型の食事が、「食欲調整力の向上」と「健康的な体重増加」に結びついている**ことを浮き彫りにしてきました[1]。

ところが、これまでの研究の大半からは、反応型の食事をしないことが、本当に食欲調整力の低下や太りすぎのリスクを引き起こすのか判断できませんでした。
もしかすると、子どもの食欲が旺盛か乏しいかのどちらかで、すでに体重増加のスピードに異変が生じているため、親は反応型の食事に消極的なのかもしれません。いわゆる「鶏が先か、卵が先か」の問題です。

確実に答えを知るには、ランダム化比較試験を行うしかありません。最近のあるレビューによると、子どもの太りすぎと肥満の予防を目的としたランダム化比較試験をすべて評価した結果、最も有望な試験は、**食事の内容だけでなく、反応型の食事を重視**したものでした。[2]

離乳食の時期の反応型の食事と食欲調整力に関する試験として、これまでで最も重要なものは、「ナリッシュ」と呼ばれる試験です。

この試験では、育児中の352人のオーストラリア人女性をランダムに抽出し、反応型の食事方法と望ましい食事内容について講座を受けてもらいました。時期は子どもが生後4か月から7か月にかけてと、13か月から16か月にかけての2度に分け、それぞれ6回ずつ行いました。[3]

そして、対照グループには346人の母親がランダムに選ばれました。このグループは一般的な保健サービスは利用できますが、食事についての付加的な情報は提供されませんでした。

子どもたちが2歳になったとき、**食欲の調整力が優れていたのは、母親が介入を受けたグループの子どもたちでした。**つまり、食べ物にいちいち敏感に反応せず（おいしいものを見たり、においをかいだり、味わったりしても、過度に食べたがったりせず、実際にたくさん食べすぎない）、満腹感に敏感で（自分が満腹になったことを敏感に感じ取る）、感情的に過食する（動揺や不安、苛立ちを感じるときに食べたくなる）傾向が低かったのです。[4] また、食べ物の好き嫌いも比較的目立ちませんでした。

こうした影響の多くは、子どもたちが3歳から4歳になっても残っていました。相変わらず**食べ物への反応が低く、満腹感に敏感**だったのです。[5]

ところが、介入は子どもたちの体重には大きな影響をもたらしませんでした。[6] 5歳になったとき、太りすぎの子どもは、介入のあったグループのほうが少なかったものの、この差は「統計的に有意」とは考えられませんでした（つまり偶然の可能性が否定できない）。それでも、**反応型の食事が、食欲に重大で長期的な影響をもたらす**ことは明らかです。

1歳児の「空腹」「満腹」の合図はわかりやすい

第5章で説明した反応型の授乳は、**赤ちゃんがお腹をすかせたときだけ授乳し、満腹になった様子が見られたらすぐに授乳をやめる**のが原則でした。

ありがたいことに、お子さんが大きくなったこの時期には、空腹と満腹の合図を読み取るのはずっと簡単になります。時々言葉でも意思表示をするようになるので、しぐさだけで判断せずにすむからです。

生後12か月前後の「空腹」の合図

- 食べ物のほうに身を乗り出す。
- 目で食べ物を追う。
- 手や足をそわそわと動かす。
- スプーンが近づいてくると口を開ける。
- 食べ物を指さして欲しそうにする。

生後12か月前後の「満腹」の合図

- 首を振って「もういい」と伝える。
- 「いっぱい」とか「ないない」という言葉を使う。
- 食べ物で遊んだり、食べ物を投げたりする。
- 食べ物やお皿を押しやる。

ただし、幼児や児童の場合、反応型の食事は、単純に空腹と満腹の合図を見きわめるよりもう少し複雑です。というより、かなり複雑です。

大まかに言うと、お子さんとの食事中のやりとりや、お子さん自身の「食の世界」について管理しすぎたり、支配しすぎたりしないように気をつけながら面倒を見なければいけません。

これはもちろん、野放しにして食事を好きなようにさせるという意味ではありません。**放任しすぎて完全に自由にしてしまうと、2歳児が行きつく先はカオスです！** 同時に、食事の自由放任主義は無関心で何もしないということで、子どもは健全な食習慣を養うのに欠かせないサポートを得られなくなります。

お子さんが効果的な食欲調整力と健康的な食の好み、食べ物との良好な関係を身につけるには、どんな食べ物が安全で望ましいのか、空腹と満腹がどんな感覚なのかを知り、お腹がすいたときだけ食べ、いっぱいになったら食べるのをやめることを学ばなくてはなりません。みなさんは、この学習のプロセスにおいて重要な役割を担っています。

ポイントは、ほどよいバランスを見出すこと。**コントロールしすぎず、かといってすべてを自由にはさせないようなバランス**です。

具体的には、子どもが何かを求めて合図を出したら適切に対応し（見逃すことがないように）、どんなふうに食べ（食べる量と頻度）、何を食べるかについては、**ある程度自分が主導権を握っていると感じさせ、同時に一定の限度を設けること**が大切です。

食に対する生まれもった傾向は、子どもによって異なります。食欲旺盛でいつも食べていた子もいれば、食べさせるのに苦労する子もいます。そして、食べ方のタイプが異なれば、親にとっての課題もまるで違ってきます。タイプごとの具体的な秘訣については、321ページ以降で論じ、食欲旺盛なタイプにも、好き嫌いの激しいタイプにも対応できるような、きめ細かい作戦を提案します。

「反応型の食事」の方法

ただし、お子さんの食欲や食べ方がどのようなものでも、反応型の食事には守らなくてはいけない原則があるので、まずはそれについて説明します。

①「満腹」になったら、それ以上食べさせようとしない

せっかく時間をかけて用意した食事となれば、最後まで食べるようにプレッシャーをかけたくなりますが、満腹になった様子が見られたら、残さず食べさせたり、もっと食べるように促したりするのはやめましょう。そうすれば、**子どもは満腹感がどんなものか理解し、満腹になったら食べるのをやめられるようになります**。自由に食べさせることで、食べる量を自主的に調整する力を養います。ある程度の混乱は覚悟しましょう！

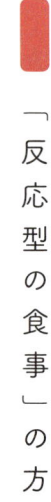

②「不健康な食べ物」を見せないようにする

子どもは成長するにつれて、食べることを自分で管理する機会が増えます。ケーキやポテトチップスなど、体に悪いものが食べ放題のパーティーに呼ばれれば、親の目が届きづらくなるのは言うまでもありません。時には食べすぎを大目に見る必要もあるかもしれませんが、大切なのは**不健康な食べ物を無制限に食べさせないこと**です。

バースデーパーティーは毎日あるわけではないので（小さいときは毎週末ということもありますが！）、時々好きなだけ食べるのは問題ありません。第7章で述べたように、特定の食べ物を厳しく制限しすぎると、かえって逆効果になり、子どもは食べさせてもらえなかったものを強く欲しがるようになりかねません。

不健康な食べ物もふだんから制限つきで許されていれば、パーティーに呼ばれても、おそらく食べすぎることはないはずです。

制限は目立たないように工夫しましょう。たとえば、自分は目の前でチョコレートを食べるのに、子どもには許さないといった「あからさまな制限」ではなく、チョコレートをそもそも家に置かないようにしましょう。そうすれば、めったにねだられることがないので、親としても楽ですし、禁じられているものを無性に欲しがるようになる、「禁断の果実効果」の予防にもなるでしょう。

③「選択肢」として健康的な食べ物を用意する

健康的な食べ物の選択肢を与えると、子どもは食べるものを決める主導権があるように感じ、食について自分自身で決断する力を養う機会になります。また、選択肢を2、3用意すれば、子どもが何かを欲しがり、それに対して「だめ」と言う衝撃をやわらげることもできるでしょう。これについてはあとでまた述べます。

④必ず「適量」を与える

食事やおやつとして子どもに出す食べ物の分量に、くれぐれも気をつけましょう（297〜299ページ参照）。子どもによっては多めに出されると、**食べ物がそこにあり、食べられるからという理由だけで、食べすぎてしまうことがあります**。さらに、子どもに健康的な量がどのくらいか教えることも大切です。そうすれば、大きくなって自分で量を決めるときの土台を築けるでしょう。

⑤「空腹以外の理由」で食べ物を与えない

子どもに食べ物を与えるのは、栄養を必要としているときに限りましょう。ぐずっているのをなだめたり、行動をコントロールしたり、気をそらしたりするために与えてはいけません。

お腹がすいたときにだけ食べ物をもらえば、子どもは食欲の調整力をうまく発達させ、さらには食べ物と健康的な関係を築き、**なぐさめや楽しみを求めて食べ物に依存することはなくなる**はずです。

⑥「苦手なもの」を食べたら、たくさんほめる

子どもにとって、**ほめることは効果的なごほうび**になります。自分がある食べ物に挑戦したとき、親が喜ぶのを目にすると、次もまた挑戦しようという気持ちが強くなります。これはある食べ物に親しみ、それを好きになるプロセスの基礎になります。同じものを何度も味わうと、それだけ身近になり、やがて好きになるのです。

ただし、どうしても嫌がるものもあるでしょう。幼児にはよくあることです。子どもが何かを拒んでも騒いではいけません。または、**無理に食べさせようとしてもいけません**。そんなときは、翌日にまた試してみましょう。

⑦「新しいもの」を食べたら、食べ物以外のごほうびを与える

食べ物以外のごほうびは、子どもが不審に思っているものや、嫌がっているものを試させるのに、効果的な動機づけになります。シールやごほうびシート（シールを貼る台紙）などが効果的な子もいますが、わが子のことをいちばんよく知っているのはあなたです。きっと何か良い

動機づけのアイデアが浮かぶでしょう。

ただし、子どもが嫌っている健康的な食べ物を食べさせるために、不健康な好物を賄賂《わいろ》代わりにしてはいけません。そんなことをすれば、**子どもは健康的な食べ物をさらに嫌い、不健康な好物をさらに欲しがるようになるだけ**です。不健康な好物はおいしいだけでなく、今度はごほうびとしての価値も加わるのですから。

⑧「気を散らすもの」を排除する

食事の時間には、テレビをはじめとする動画など、**気を散らすものがないようにして、食べることに集中**できるようにしましょう。食事中は味や満腹感に意識を集中できるようにします。

⑨ 子どもの「お手本」になる

健康的な食事をさせるには、親が子どもの前で、体にいいものを食べてお手本になることが大切です。子どもが安全で体にいい食べ物は何かを学ぶには、それがいちばん効果的な方法です。子どもが大きくなるにつれて、子どもを家族の食事に参加させることも重要になります（これについてはのちほど触れます）。

また、**食材の買い物や、食事やおやつの準備に付き合わせる**のもいいでしょう。どれも健康的な食について教えるいい機会になります。ただし、子どものお手本になるには、行動に気をつけるだけでは足りません。食べ物と食事に対して健康的な意識をもち、食べ物について話すときは、肯定的な言葉を使うように心がけてください。

⑩ 食事とおやつの時間を「固定」する

毎日3度の食事と2度のおやつ(午前と午後に1度ずつ)を、同じ時間に取るように習慣化しましょう。※するると、子どもは食べ物に対する見通しを立てられるようになり、決まった時間以外にめったに食べ物をねだらなくなるでしょう。何よりも**大切なのは食事を抜かないこと**です。食欲旺盛な子は、お腹をすかせすぎると次の食事のときに食べすぎ、食欲の乏しい子は次の食事でも十分に補えない可能性があります。とくに、健康的な朝食は、幼児の発達にとって重要な習慣です。

また、**食事の時間は30分以内にとどめることをおすすめします**。それだけあれば、子どもは必要な栄養を十分摂取できます。好き嫌いの多い子は、**それ以上時間を延ばしても意地の張り合いになるだけ**です。このタイプに健康的な食事をさせるには、もっと効果的な方法がたくさんあるので336ページで紹介します。

※監修者より
日本では、間食は1~2歳のあいだは毎日1~2度、3~5歳では毎日1度とするのが一般的です。

1歳~

反応型の食事は難しく見えるかもしれません。また、時にはもっと気楽になりたくて、子どもの好きに食べさせることもあるでしょう。

それでも、長期的には、今紹介した秘訣は守る価値があるはずです。子どもはだんだんと自分の空腹感と満腹感を把握できるようになり、好き嫌いが減り、みなさんも子どもが食べる頻度や量について自信をもてるようになるでしょう。

「家族みんな」で食事をする

家族みんなで食事をすることは、さまざまな点で子どもの健康や幸福にプラスの効果があると考えられます。家族の食事に加わる子どもたちは、言葉の発達や学業成績が向上し、良質なものを食べて小児肥満のリスクが低下します[7]。

最近行われた17件の研究に関する分析では、さまざまな頻度で家族の食事に参加した20万人近い子どもたちの栄養状態を調べました[8]。

分析によると、**家族と週に3回以上食事をする子どもは、それ以下の子どもたちよりも食事のパターンが健康的**で、体重が適正な割合が高くなりました。

2歳から5歳の子どもたちを対象にした別の研究では、子どもたちの野菜の摂取量と、野菜を好む傾向は、食事のときに親と同じものを食べている度合いを反映していることが明らかになりました[9]。

これは一緒に食事をして、子どもに親と同じものを食べさせ、子どもの目の前で同じものを食べることで、**健康的な食習慣の手本を示す重要性**を浮き彫りにしています。

とはいえ、仕事や保育園、その他の都合によって、いつも家族そろって食べられるわけではないこともよくわかっています。それでも、できれば週に1度でも数回でも、家族で食事をする習慣をつけましょう。

たとえば、毎週水曜日の夕食は家で食べるとか、土曜日の朝は必ず家族で朝食を取るというように。家族の食事といっても、親がいれば十分ですが、ほかにも同居している家族がいれば、なるべく加わってもらいましょう。

いちばん大切なのは、親や家族とできるだけ一緒に食事をして、**幼児が大人の食べる姿を観察し、食べ物や食事のマナーについて学べるようにする**ことです。

家族で食事をする時間は、会話をして一緒に楽しく過ごすひとときでもあります。食事自体は一緒にできないときでも、話をして、子どもが食べているものに気を配ることはできます。

これは祖父母やシッターでもできます。必ずしも同居する家族である必要はありません。親も食事をするときは、テレビをつけずに一緒に座り、気を散らさない環境をつくりましょう。

「朝食」は肥満防止にも効果的

子どもが朝食を取る時間は必ず確保しましょう。空腹でエネルギーが足りないと、保育園や学校での集中力や行動に支障が出かねません。

45件の研究を対象としたあるレビューが、子どもの認知能力に対する朝食の影響を評価しました。すると、**朝食は抜くより取ったほうがいい**ことがデータによって示され、とくに栄養状態があまりよくない子ども（好き嫌いが多い子など）は、その傾向が強いことがわかりました。[10]

また、朝食を抜く子どもは、太りすぎるリスクが高まると示唆する研究もあります。あわせて約6万人のヨーロッパの子どもとティーンエージャーを対象にした16件の研究を分析したレビューでは、朝食の摂取が体重に与える影響にまつわるデータに着目しました。[11] すると、13件の研究が、**朝食には太りすぎや肥満を予防する効果がある**ことを一貫して示していました。

もちろん、太っている子どもやティーンエージャーは、体重を増やさないように朝食を抜くことがあるでしょう。しかし、**朝食を抜くとお腹がすいて、反動であとになってから食べすぎてしまい、結果的に太ることもあり得ます**。いずれにしても、朝食を必ず取らせることが重要です。

朝食用シリアルは良質なエネルギー源になり、一般的にビタミン類や鉄分を含むミネラルが強化されています。ただし、糖類や塩分が多い製品もたくさんあるので気をつけてください。おすすめは糖類が少なく、食物繊維が豊富なシリアルです。

一緒に「お買い物」に行く

子どもが体に良い食べ物とあまり良くないものを覚えるには、食事の買い物と支度に付き合わせると効果的です。

なかには子どもを買い物に連れて行かない親もいます。おねだりを避けるためです。

子どもは親に食べ物を買うように訴えることがありますが、**それはたいていテレビのコマーシャルで見た商品**です。それでも、このおねだりをかわせるなら、連れて行くと大いにためになります。

あなたが食品ラベルを読む姿を見せ、さまざまな食品群について教え、健康的な選択をする習慣を養う機会になるからです。そして子どもは、家族の食事のために食材選びを手伝うことができ、自分の意見が尊重される気分を味わえるでしょう。

食事の準備に参加させるには、たとえば、野菜を洗ったり、材料を計ったり数えたりといったことがあります。

これは、**食事がどんなふうに用意されるのか理解させることにもなります**。また、調理されるところを見た料理なら、食べてみようという気持ちになるかもしれません。さらに、手作りした料理を食べることが「当たり前」の環境をつくることにもなるはずです。

健康にいい食べ物の中から「選択肢」を示す

子どもは2歳くらいから、好きな食べ物と嫌いな食べ物を言葉で表現し、食べたいものと食べたくないものを伝えられるようになります。

しかし、食事で食べるものを完全に子どもに決めさせてしまうと、かなりの確率で野菜を含まないものを選ぶでしょう。多くの幼児にとっては、新鮮な魚に野菜とゆでた新ジャガなどより、フィッシュアンドチップスのほうがはるかに魅力的です。同じように、ポテトチップスとリンゴのどちらかを選ばせたら、ほとんどの子はポテトチップスを選ぶでしょう（リンゴを選んだほうが健康にいいと知っている大人でさえ悩むものです）。

そこで、親は提示する選択肢をよく考えることが重要です。たとえば、食事の時間には、ブロッコリーかフライドポテトではなく、**ブロッコリーかニンジンの選択肢**を与えれば、子どもは、新鮮な野菜を多少なりとも食べるはずです。ただし、子どもが好きな食べ物も必ず出すようにしましょう。

「タイプごと」に食べさせ方は変わる

反応型の食事と良質な食習慣は、あらゆる子どもにとって大切です。それはどんなタイプでも変わりません。たくさん食べるのが好きで、いつでも食べていたい食欲旺盛なタイプでも、食欲や食べ物への関心が乏しく、好き嫌いが多いタイプでも、その中間のタイプでも。

とはいえ、タイプが異なれば親にとっての課題も違ってきます。今のところ、科学的に裏付けられた指針はありません。反応型の食事を食欲と体重に結びつけて調べた研究のなかで、タイプごとに異なる方法がより効果的かどうかを調べたものはないからです。

それでも、食欲が旺盛なタイプや、何も食べたそうに見えないタイプについては、反応型の食事を確実に実践するのは難しいことがあります。**実践のための作戦は、それぞれのタイプに合わせたもの**でなくてはなりません。

私たちは、まずはわが子がどんなタイプなのか知ることが重要だと考えています。そうすれば、効果的でふさわしい反応型の作戦を用いて食事をさせられるからです。

これから先は、反応型の食事の原則に基づき、「**よく食べるタイプ**」（食欲旺盛で食べすぎになりやすいタイプ）と「**偏食タイプ**」（食欲に欠け、ほんの少ししか食べないタイプ）に、どう食べさせるべきか秘訣を紹介します。

どちらのタイプも対処するのが難しい独特の行動があるため、それぞれのおもな課題の対処法について指針を考えました。

「よく食べるタイプ」への食べさせ方

食欲が旺盛な子どもたちにはこんな傾向があります。

満腹になった感覚に鈍感（満腹感への感受性が低い）。**食べ物に敏感に反応する**（おいしそうな食べ物を見たり、においをかいだり、少しでも味わったりすると食べたくなり、食べることから大きな喜びを得る）。**食べるのが速い**。**食べ物になぐさめを求めやすい**（感情に左右されて食べる）。

私たちが行った調査やその他の調査から、これらの特徴が見られる乳幼児はやがて太ることがわかっています。こうした行動はすぐに過食に結びつくからです。そのため、幼い時期の管理がとても重要になります。[12]

とくに「ジェミニ」では、満腹感に鈍感な幼児は毎回食べすぎても、それを調整するために1日に食べる回数を減らさないという事実を突きとめました。[13]

乳幼児フォーラム（ITF）では、子どもに必要な食べ物の量は、食欲を見て判断するようにと提案していますが、それほど単純ではありません。食べ物に敏感で満腹感に鈍感な子どもは、**満腹になっても機会さえあれば食べつづける**からです。

こうした状況で、子どもがひどくお腹をすかせているように見えるとき、親は子どもがもう十分食べたのか、または食べすぎていないか見きわめるには、どうすればいいのでしょう？

子どもはたっぷり食べても、足りなそうにしていることがあります。**おいしいからとか、目の前にあるからという理由で食べつづけてしまう**のです。また、子どもが出されたものを食べ終えると、足りないからもっと欲しいと毎回のように言うときは、どうすればいいのでしょう？

○　お代わりしたがっても、少し待たせる

子どもが出されたものをすべて食べると、親としては大いに満足で、食事が足りないのではという不安がやわらぎます。それでも、たくさん出しすぎないように注意することが大切です。

子どもが食べ終わってお代わりを欲しがったら、まだお腹がすいているか尋ね、食べたものがお腹にたまるのを少し待つように言います。そうすれば、満腹になったことを実感できるはずです（**満腹感をコントロールするホルモンは、何かを食べると放出され、効果が出るまで10〜15分ほどかかる**ことが研究で明らかになっています[14]）。

10分待ってもまだお腹がすいていたら、少しだけ追加するか、野菜や果物などエネルギー密度の低いものを食べさせましょう。野菜や果物はよく嚙む必要があるので食べるのに時間がかかり、満腹感を得るまでの時間をかせいでくれます。また、食物繊維も多く含まれているので食べ応えもあります。

食欲旺盛な子どもは食べるのがとても速く、それが満腹になったことを感じる能力に影響を及ぼします。また、食べるのが速いということは、その食べ物をとくに気に入っている表れでもあります。誰でも、味気ないものより、とくにおいしいものを前にしたときのほうが食べるのが速くなるものです。

そこで、食べ物に敏感な子どもは、とくにおいしい食べ物に出合うと速さがいちだんと増します。ところが、**食べるのが速すぎると、満腹感をコントロールする体のメカニズムが追いつかなくなる**ため問題が生じます。満腹になったことを実感するには時間がかかるので、その前につい食べすぎてしまうのです。

みなさんもおいしいものを一気にたくさん食べ、気がつけばお腹がはちきれそうになっていた経験があるでしょう！

○ 量を減らすには、ゆっくり食べさせる

22件の研究を分析した最近のレビューでは、ゆっくり食べたときより、急いで食べたときのほうが食べる量が多くなり、**量をコントロールするには、ペースを落とすことが重要**なアプローチになると結論づけています[15]。そこで、速く食べる癖《くせ》がある子どもには、ペースを落とすように促すと効果的です。これは容易ではありませんが、効果的な方法をいくつか紹介します（わが子にとって、どれがベストな方法かはすぐにわかるでしょう）。

- **噛むときはスプーンやフォークを置くように教える。**こうすると、ひと口食べるごとに時間がかかり、満腹感を得られます。
- **食事中に水を少しずつ飲むように促し、ひと息つかせる。**※
- **食べ物を飲み込む前に、よく噛むように言う。**
- 赤身の肉や魚、野菜など、よく噛む必要があり、**たくさん食べても問題がないエネルギー密度が低いものを食べさせる。**エネルギー密度が高い加工食品は制限する。そうした食品は、満腹感を得る前にたくさん食べてしまいがちです。

大まかに言うと、満腹感の度合いやその持続時間は、食品によってさまざまです。あるものを食べてインスリンがどれだけ分泌されるかは、その食品のグリセミック指数（GI）で決まります（GIについては77ページで説明）。

そして、きわめて多くの研究から、GI値の低い食事やおやつは、満腹感を長く持続させることが明らかになっています[16]。そのため、子どもの満腹感をより長く維持させるには、**低GI**

※ 監修者より

食事中に水を飲ませるときは、口の中の食べ物を噛んで、すべて飲み込んでからにしてください。口の中に食べ物がある状態だと、食べ物を流し込むようになり、咀《そ》嚼力《しゃくりょく》が育ちにくくなる恐れがあります。

食品を与えるのが効果的かもしれないので、ぜひ試してみましょう。
ただし、低GI食品がすべて健康的とは限らないので気をつけてください。たとえば、チョコレートはGI値が低いですが、それは脂肪分が多いせいで、糖の吸収が遅くなるからです。そのため、低GI食品を与えるときは、健康的かどうかも必ず確認してください。**健康的な低GI食品**の例は次のとおりです。

- ほとんどの野菜と果物
- 全粒粉やライ麦のパン
- インゲン豆やレンズ豆、エンドウ豆などの豆類
- ミルク
- タイ米
- サツマイモ

○「デザート」を習慣にしない

お代わりについては、くれぐれも習慣にしないように気をつけてください。お代わりは本人が足りないと意思表示したときだけにしましょう。家族みんなで食事をしているときは、家族全員が観察されていることを忘れてはいけません。子どもにとっては、それもまた食べ方を学

ぶプロセスのひとつです。

もしあなたがたくさん食べていて、いつも二度、三度とお代わりをしていれば、子どもも真似したくなり、それがふつうだと思って習慣化してしまうでしょう。そうならない秘訣は、料理を全員に取り分けたら、残りはすぐにさげて誘惑を退け（見えなくなれば忘れるものです）、次の食事のために取っておくことです。

また、**デザートは毎回の習慣にせず、子どもがお腹をすかせているときだけ**与えるようにしましょう。食事のたびに出していると、子どもはやがて食後にいつもデザートを期待するようになり、生涯続く習慣になりかねません。ただし、食後もまだお腹をすかせているようなら、**果物やヨーグルトが健康的な選択肢としておすすめです。**

食欲旺盛な子どもにとってとくに大切なのは、出されたものをすべて食べるように促したり、お腹がいっぱいだと意思表示されてからも、さらに食べさせようとしたりしないこと。このタイプは満腹感がどんなものかを理解し、その感覚に気づいたら食べるのをやめるようにサポートしてもらう必要があります。

食事がたっぷり出される現代の環境では、幼児はいつも残さず食べる習慣を身につけると、大人になってから食べすぎる習慣が身につくおそれがあります。

食べる量は自分自身の満腹感を目安にすべきで、お皿やテーブルに残っている食べ物の量で決めるべきではありません。

子どもがテレビを見ているときや、iPadや携帯で遊んでいるときは、食べ物を口にする時間を制限するようにおすすめします。そういう状況で食べていると過食につながることを示す研究があるからです[17]。ひとつには、子どもが自分自身の満腹感よりも外からの刺激に集中し、自分がどれだけ食べたのかわからなくなることが理由として考えられます。

みなさんは、映画を観に行って、知らないうちにポップコーンを全部食べてしまった経験が何度かあるでしょう。またはテレビの前で、いつのまにかビスケットを半箱平らげていたことはないでしょうか？

メディアの利用が食べすぎにつながるもうひとつの原因として、食べ物の宣伝にさらされることが考えられます。食べ物に敏感に反応する子どもは、**宣伝によって空腹を感じる**可能性があるのです。ある独創的な実証研究によると、食べ物の宣伝を見たあとの子どもたちは、それ以外の宣伝を見た子どもたちよりも、多く食べることが明らかになっています。また、食べ物に敏感に反応する子どもや、太っている子どものほうが、この影響をはるかに大きく受けることもわかっています[18]。

このように、**子どもが食べているときにテレビをつけておくと、食欲を増進させる**きっかけになります。また、子どもはテレビを見ることを、食べることと結びつけるようになる可能性もあります。ただし、食べ物の宣伝はテレビだけにとどまりません。インターネットにもあふれており、子どもがどんなタイプのメディアを利用していても、宣伝にさらされるのだと心得ておきましょう。

○「お腹が満たされる」感じに意識を向ける

みなさんには、できるだけ早い時期から、**満腹感について子どもとオープンに話しはじめること**もおすすめします。お腹がいっぱいになるとどんな感じがして、食事中はその感覚に注意を払い、いっぱいになったら食べるのをやめるように説明します。

アメリカで行われた素晴らしい実証研究によると、就学前の子どもたち（3歳から4歳）は、空腹と満腹に気づく方法を教わり、食べはじめと食べ終わりにその感覚によく注意を払うように言われると、**食べる量を自分で調整する能力を高められる**ことが明らかになりました。[19]

子どもたちには、空腹の合図がどんなもので（お腹が鳴って空っぽになった感じ）、満腹になったときの感覚と（お腹が張って満たされた感じがする）、満腹になったのに食べすぎるとどんな感じがするのか（お腹が不快になる）を教えました。

また、食べることの基本も教えました。食べ物をかじって噛んで飲み込み、それがどこへ行くのか。研究者たちは、お腹が透明になっている人形を使い、お腹に入った食べ物の量によって、人形がどう感じるか説明したのです。

6週間のプログラムが終わると、すべての子どもたちの食欲調整力が向上しました。最初は食べすぎてしまった子も、食が進まなかった子も、どちらにも効果があったのです。

「よく食べる子」に対処する秘訣

- **年齢に合った量を出す。**分量は大人よりはるかに少ない。
- **残さず食べるように促さない。**
- **お代わりを習慣化しない。**本人がまだ足りないと意思表示したときだけ追加する。
- 食べ終わったら10分から15分ほど時間をおき、**お代わりを与える前にまだ空腹か確認する。**
- **残りは片づける**（見えなくなれば忘れます）。
- **デザートはまだお腹がすいているときだけ与える。**
- 食事中は空腹感と満腹感に意識を集中させるため、**スマホやゲームなどは使用しない。**
- 全粒粉のパンなど、**GI値が低い食品を食べさせると、満腹感が比較的長く続く。**
- 満腹になったことを感じられるように、**ゆっくり食べるように促す。**※
- **食事中は水を少しずつ飲むように促す。**
- **空腹と満腹について話し合う。**それがどんな感覚で、お腹がいっぱいになったら食べるのをやめることが大切だと説明する。

「おやつをせがむ子」への食べさせ方

食べ物に敏感に反応する幼児は食べる回数が多いことが、「ジェミニ」によって明らかになっています[20]。そして、そんな子どもの親を悩ませる問題のひとつに、四六時中おやつをせがまれることがあります。

おそらく、子どもが欲しがるのはおいしいもの（脂質や糖分がたっぷりのとても味がいいもの）で、**たいていは何か食欲をそそるものを見たり、においをかいだりして食べたくなるのがきっかけになります。**

食べ物が大好きな子どもをもつと、親としては、どんなおやつを、いつ、どれだけ与えればいいのか、頭を悩ませているかもしれません。大半の親は、1日に3度の食事（朝食、昼食、夕食）と2度のおやつを食べさせているようで、これはITFの推奨に沿っています。「ジェミニ」でも、乳幼児を対象にした国の大規模な調査でも、幼児は平均して1日に5回食べていることが明らかになっているので、確かにそんなところだと思われます。

※監修者より

1～2歳ではゆっくり食べさせることはまだ難しいですが、3歳以降は「テーブルに皿をすべて並べずに、食べさせたいものから順番に出す」といった工夫で効果的に実践できます。

1歳～

では、**1日のうちに何度もおやつをねだられたら、どうすればいいのでしょう？**

食べ物に敏感に反応する子どもは、おいしいものを見たり、においをかいだり、味見をしたりすると、それを食べたくなります。これはある程度、誰にでも当てはまることです（レストランで、メインを食べ終わってお腹がいっぱいなのに、デザートを頼んだことはないでしょうか）。

ところが、人によっては誘惑にとくに弱く、衝動に流されることがあります。そこでなかには、**何かおいしいものを見ると食べたくなり、もらえないとひどく怒ったり、苛立ったりする幼児がいる**のです。困ったことに、現代の食環境では、きっかけになる食品があふれ返っています。街なかを歩いていたら、ほぼ確実においしそうな香りが押し寄せてきます。広い世界では、子どもをそうしたきっかけからいつも守れるわけではありませんが、家庭ではもちろん、食をめぐる環境や親が食べる姿はコントロールできます。

子どもがいつも食べたがるタイプなら、何をどれだけ食べるのか、ある程度制限しなくてはなりません。残念ながら、今の世の中では、子どもが成長するにつれて外の世界と自由に交流する機会が増え、この問題はさらに切実になるでしょう。だからこそ、早めに手を打つことが賢明です。

○「健康的なおやつ」だけを見えるところに置く

この問題に関する研究は多くはありませんが、**あからさまな制限よりも目立たない制限のほ**

うが効果的で（223〜224ページ参照[21]）、どんなタイプの制限でも厳しすぎてはいけないこと[22]を示す科学的根拠はあります。

目立たない制限では、不健康な食べ物に触れる機会を制限していると、子どもに気づかれてはいけません（対照的に、あからさまな制限では、子どもは食べることを禁じられている事実をはっきりと認識します）。

目立たない制限をするいちばん効果的な方法は、**食べさせたくないものを家に置かないこと**です。ただしこれは現実的ではなく、厳しすぎると思う人もいるでしょう。そんなときは、家に置く量だけでも減らし、見えないところに保管してください（食器棚など）。子どもが恨《うら》めしそうに眺めなくてもすむように！

おすすめは、**果物とすぐに食べられる野菜を盛りつけたボウルを用意しておくこと**です。そうすれば、子どもはやがて、それらが食べてもいい食品だと思うようになり、健康的な食生活を後押しするのに役立つはずです。

○ 親も「見えるところ」では食べない

また、親は子どものお手本だということも忘れてはいけません。子どもに食べさせたくないものは、子どもの前では食べないようにしましょう。ひとりになるまで我慢です（夜寝かしつけたあとや、お昼寝のときなど）。

1歳〜

さもないと、子どもにダメと言うはめになり、面倒な事態を招きます！

ただし基本的には、好きなものをある程度食べさせるのはかまいません。**大切なのは限度を設けること**。世の中にはほどほどにすべき食べ物があるのです。

家庭の環境を整えるのも大切ですが、外出中にねだられたらどうすればいいのでしょう？

私たちからのアドバイスは変わりません。子どもがふだん食べるおやつの回数は制限しましょう。「健康的なおやつ」かどうかは関係ありません。子どもたちは、おやつの回数が増えたからといって、食事のときに食べる分を減らしはしません。そのため1日に食べる回数が増えると食べる量も多くなりすぎることが、ジェミニによってわかっています。たとえわずかな量でも、それが習慣化したら大きくふくらみます。

もっとも、ダメとは言えないときや、言うのが難しい場合もあるでしょう。そこで、本当にお腹がすいているときは、おやつが必要です。そんなときは、**エネルギー密度とGI値が低く、栄養のあるもの**を食べさせましょう（果物など）。健康的なおやつのアイデアは294〜296ページで紹介しました。子どもが外出先（スーパーなど）でよく食べ物を欲しがるなら、健康的なおやつを用意して出かければ先手を打てます。

○ 外で買うときは「量が少ないもの」を買う

外出先でおやつを用意していないときは、食べる量を制限できるように、量が少ないものを買いましょう。大きな袋のおやつを買うと、適量を判断するのが難しく、すでに述べたように、子どもは食べ物が目の前にあると、ついたくさん食べてしまいます。

また、**おやつを与えるときは、その前にどれくらい食べているか考えてください**。もしお昼をたくさん食べていたら、おやつは少なめにするなど、調整しましょう。

子どもに食べ物をせがまれると、お腹がすいているのかと心配になり、なかなか拒めないものです。それでも、パン屋さんの前や、スーパーのお菓子コーナーを通ったときに食べ物に反応し、それがきっかけでせがまれたときは、応じないようにしましょう。

おやつは、もう数時間何も食べていないというような、本当にお腹がすいているときに限ります。これを確認するには**水を飲ませ（お腹がすいているのではなく、ただのどが渇いているだけかもしれません）、それでもまだ空腹なら健康的なおやつを**用意しましょう。

「おやつをせがむ子」に対処する秘訣

- 不健康なおやつは隠す（見えなければ忘れる）。
- 果物と野菜をいつでも食べられるようにして、見えるところに置く。果物を盛ったボウルを常備。

- おやつは1日2回までに。午前と午後に1度ずつ。
- GI値が低く、エネルギー密度も低いおやつを選ぶ。
- 大容量のおやつは買わない。子どもはたくさんあれば、たくさん食べてしまいます。
- おやつの量は、その日にすでに食べたものの量によって決める。
- 目に入った食べ物に反応しておやつをねだられたときは応じない。本当に空腹なのか確認する。

「偏食タイプ」への食べさせ方

食べ物に大いに興味があって、ともすると食べすぎる子どもがいる一方で、食べ物への関心が極端に低く、さらには、えり好みが激しい子もいます。いわゆる「偏食家」です。

偏食は親にとって大きな不安になることがあり、栄養が偏《かたよ》るのではないかと心配になるものです。偏食は2歳近くになると急増し、50パーセントもの幼児に見られるようになります[23]。わが子が前は何でもよく食べていたのに、この時期になってひどい偏食になったように見えても、そう感じるのはあなただけではありません！

アメリカの大規模な研究によると、**子どもは2歳に近づくにつれて好き嫌いが多くなる**ことが明らかになっています。[24] この時期には野菜をあまり食べず、甘いシリアルやポテトチップスなど、エネルギー密度が高いものをよく食べる傾向にありますが、それでは食べ物の幅が狭くなってしまいます。

人は雑食性なので、バラエティに富んだものを食べられます。私たちの適応力が並外れて高いのはそのおかげですが、そうなると安全な食べ物と有毒な食べ物を見分ける能力を、すみやかに習得することも欠かせなくなります。そういう意味で、偏食は理にかなっています。**未知の食べ物を怖れたり、拒んだりすることは、危険から身を守っているのです。**

偏食が始まるのは、幼児が歩きはじめるようになった直後のことなので(一般的には1歳頃)、これは行動範囲が広がったばかりの幼児が、**有害なものを食べないようにしている**のだと考えられます。

子どもが初めて見る食べ物の大半を怪しみ、前は好きそうだったものさえ拒むようになったら、どうすればいいのでしょう? **好き嫌いは育児のなかでも最も手ごわい問題のひとつ**ですが、科学者たちは、大半の子どもに大きな効果を発揮する方法を検証しています。

○ ミルクを飲ませすぎない

好き嫌いが多い幼児は、親からもっと食べるようにプレッシャーをかけられていることが、私たちのグループの研究から明らかになっています。[25] また、「ジェミニ」では、好き嫌いの多い幼児は、2歳になった時点で、好き嫌いの少ない幼児より、(牛乳を飲まずに、または牛乳に加えて)粉ミルクと、それにもましてフォローアップミルクをたくさん飲んでいることがわかりました。

さらに、**好き嫌いの多い子どもは、固形食をあまり食べていませんでした。**母親はこの原因を食べ物に興味がないからだと考え、子どもが十分な栄養とカロリーを摂取できるように、粉ミルクを飲ませていると回答しました。[26]

ところがそうなると、粉ミルクで満腹になるせいで、固形食を欲しがらなくなり、さらには健康的な食習慣を身につけ、さまざまな食べ物に触れて偏食を減らす機会が奪われる可能性が高くなります。そのため、**食べる量が少ないからといって、粉ミルクで補うのはおすすめしません。**※

代わりに、これから紹介する方法で、健康的な食習慣を身につけられるように手助けしましょう。バラエティに富んだものを食べさせられれば、フォローアップミルクなどを利用する必要はなくなります。そもそもそういったものを飲ませる利点を裏づける科学的根拠はありません。

○「嫌いなもの」も出しつづける

効果的な方法は、**食事の時間に確実にお腹がすいているようにすること**です。食欲の乏しい子どもは、おやつを食べる時間が近すぎると、満腹感が強くて食事を食べられなくなります。おやつにはミルクも含まれます。そこで、おやつと食事の時間はしっかり空けるようにしてください。

好き嫌いの多い子どもの親はよく、食事をさせるのに苦労するあまり、子どもが新しい食べ物や、嫌いな食べ物に触れないように機会を制限していると言います。

ところが、第8章で説明したように、食の好みは経験によって養われます。子どもは**味わう機会が増えるたびにその食べ物に慣れ、やがてだんだんと好きになる**のです。幼児は嫌いなものを受け入れるまでに、15回はそれに触れる必要があるかもしれません。なぜなら、**幼児は新しいものを嫌がる時期があるため、新しい食べ物を受け入れるのが難しくなる**からです（乳児期よりもはるかに難しくなります）。

子どもが嫌いな食べ物はやめて、好きなものを出したくなりますが、それは控えましょう。たとえば、ブロッコリーを取り除き、代わりにフライドポテトを与えてはいけません。**これは心理学で「負の強化」と呼ばれるものです**。ブロッコリーが取り除かれ、それより良いと思っ

※監修者より

いつまでも粉ミルクで補っていると、咀嚼力も年齢相応に育たなくなる恐れがあります。1歳を過ぎたら、哺乳瓶やストローマグをやめ、コップにすることから始めてください。また母乳も、食欲がないからといつまでも与えつづけていると、鉄欠乏性貧血になりやすいことがわかっています。

1歳～

ているものに置き換えられることで、ブロッコリーへの嫌悪感が強化されるのです。

もちろん、せっかく調理をしたり、準備をしたりしたものを、子どもが食べてくれないとがっかりするかもしれません。それでも、ある食べ物を拒むたびに、もっと好きなものを代わりに与えていたら、子どもは当然、あまり好きではないものを拒みつづけることになります。**子どもの好き嫌いに流されてばかりではいけません。**親である以上、時には厳しい態度を取ることがためになるのです。

○ シールやほめ言葉を「ごほうび」にする

また、嫌いなものを食べさせるのに、**好物をごほうびにしないこと**も大切です。たとえば、アイスクリームが大好きだからといって、ブロッコリーを全部食べたらアイスクリームをあげると言うのはやめましょう。

そんなことをすれば、「ブロッコリーは嬉しくないもの」という事実を裏づけることになります。アイスクリームを食べるために仕方なく食べるだけのものになってしまうのです。**それではブロッコリーを好きになることはありません。**

それどころか、アイスクリームはおいしいだけでなく、今度はごほうびという高い地位を得たことで、ますます魅力的になります。

そこで、子どもがブロッコリーを食べるか、少なくとも食べようとしたときは、シールをあげるなど、**食べ物以外のものをごほうびに**しましょう。

ごほうびと経験の組み合わせを調べた研究のさきがけのひとつが、2010年にユニバーシティ・カレッジ・ロンドンの私たちの学部で行われました[27]。

4歳から6歳の子どもたちに、12日間にわたって嫌いな野菜を毎日ひと口食べさせ、具体的なごほうび（シール）か社会的なごほうび（ほめる）を与えるグループと、何のごほうびも与えないグループに分けて観察したのです。また、12日間嫌いな野菜を与えられない対照グループも設けました。

その結果、**ごほうびをもらった子どもたちは、もらわなかった子どもたちや、嫌いな野菜を与えられなかった子どもたちより、嫌いな野菜をたくさん食べました。**

私たちは「ジェミニ」でも、「タイニー・テイスト」という同じような調査を行いました[28]。3歳になった子どもたちを、ランダムに2つのグループに分け、片方には自宅で14日間にわたって嫌いな野菜を毎日少しだけ出し、食べたらシールを与えます。

もう片方には嫌いな野菜をまったく出しません（対照グループ）。毎日味見をしてごほうびをもらった子どもたちは、対照グループの子どもたちに比べて、嫌いな野菜をはるかにたくさん食べ、その野菜をずっと好きになりました。

幼児に嫌いな野菜や、食べたことのない野菜を試すようにすすめ、食べ物以外のごほうびを与えることは、野菜やその他の苦手な食べ物への抵抗を減らす素晴らしい方法です。

○苦手を克服できるゲーム

好き嫌いの多い子どものために、家庭でできる簡単で効果的なゲームを紹介します。子どもがお腹をすかせているおやつの時間に試してみましょう。

1. 子どもに食べさせたい野菜か、子どもが好きではない野菜をひとつ選ぶ。
2. まるごとの野菜を見せて、名前を言い、**ふたりでちょっと味見をしてみよう**と言う。
3. 小さく切ったものを**ふた切れ**用意する。自分と子どもにひと切れずつ。
4. まずは自分が食べ、**とてもおいしい**と言う。
5. 子どもにも食べてみるように言う。いやがったら、**本当に好きでなければ吐き出していい**と言う。
6. 食べたときはたくさんほめ、**シールなど食べ物以外のごほうび**を与える。
7. 子どもが受け入れるようになるまで、15日間を上限として、**毎日同じ野菜で同じことを繰り返す**。
8. ほかの野菜を選び、また最初から始める。

繰り返しになりますが、ごほうびには、シールやほめ言葉など食べ物以外のものを用いることが大切です。好物の食べ物をごほうびにしてはいけません。**食べ物は空腹を満たすためだけに用いましょう**（312〜313ページ参照）。

○食べなくても、気楽に出しつづける

子どもがあるものを拒んだり、出されたもののすべてに手をつけようとしなかったりすると、食事の時間はストレスがたまるかもしれません。これを克服するひとつの方法は、健康的なバランスの取れた食事を用意して、**子どもに自分で取り分けさせるか、少なくとも何をどれだけ取り分けるか子どもも交えて決めることです**。

そうすれば子どもにかかるプレッシャーが減り、親も少し気が楽になります。子どもが出されたものをすべて食べなくても、口にするのは健康的なものだとわかっているからです。

初めての野菜や嫌いな野菜でも、毎日子どものお皿に取り分けましょう。たとえ何日も続けて食べなくても、気にすることはありません。

そうするうちに子どもは、その野菜に慣れ親しみ（どんな姿で、どんな感触なのか）、やがて試してみる可能性が高くなります。

何かを食べたり、残さず食べたりするように**プレッシャーをかけないことも、きわめて重要です**。子どもによっては、特定のものを食べるように強いられると、ひどく不安になり、やがてその食べ物は不安と結びつきます。期待していた効果（子どもがそれを食べること）が、実際に

は反対に作用してしまうのです。子どもはそれをもう食べたいと思わなくなり、おそらく将来もそのままになるでしょう。

子どもの食事については気楽に構えるようにしましょう（時には難しいこともあるかもしれませんが！）。食べたがらないものがあってもかまいません。また日を改めて試し、繰り返し触れる機会を設ければいいのです。

怒らずにいるのは難しいこともありますが、子どもに食べさせようとあれこれしすぎると、子どもはその食べ物を嫌悪感や葛藤と結びつけるようになります。するとそれらをさらに避けるようになるので、**叱ったり、好物を取り上げて罰したりするのはやめましょう**。たとえば、「野菜を食べないとデザートをあげません」と言ってはいけません。そんなことをすれば、嫌いなものを食べたくないという気持ちを強めるだけです。

そもそも、どんな食べ物であろうと、**食べるようにプレッシャーをかけることは何の効果もありません**。たとえそれが好物であっても同じです。子どもがもう十分食べていたら、そこで終わりにしましょう。食欲が旺盛ではない子は、満腹になっても食べつづけると、ひどく苦しくなり、ストレスになることがあります。

○ 野菜の味をごまかさない

好き嫌いの多い子の親たちのなかでは、野菜の味をほかの食べ物でごまかそうとする傾向が高まっています。

野菜をほかの味のなかに「隠す」のはとても魅力的です。たとえば、ソースをかけたり、甘い果物などもっと子どもが好きな味を加えたりというように。ところが、それでは野菜の味を経験していないことになります。野菜に慣れて好きになるには、それぞれの味を感じ取れないといけません。

また親は、野菜をスマイルマークになるように盛りつけるなどの、**子どもに食べ物を魅力的に見せる工夫**もあまりしていません。工夫は悪いことではありません。大人も盛りつけがいいとおいしく感じやすくなるからこそ、多くのシェフが料理に手の込んだ装飾をほどこしているのです。お皿のうえでニンジンを「鼻」に見立てると、よく食べるようになるなら、ぜひそうしましょう。

それから、新しい食べ物や味を経験させ、嫌いなものを取り入れる一方で、好物も必ず用意してください。そうすれば、子どもは確実に何かを口にし、自分の食事にある程度の主導権を握っている気分を味わえます。また、親の不安を抑えるのにも役立つでしょう。

どんな食事の内容でも、食欲の乏しい子どもは、食べ物にすぐに圧倒されることを忘れないでください。**量は食べきれそうに見える程度に抑え、大きさは一度に少しずつ食べられるように切り分けます**。食べ終えても足りないという意思表示があれば、そのつどお代わりを与えて差し支えありません。

1歳〜

食べるのが遅く、食の細い子どもに対して、時間制限を設けるのは意外に思えるかもしれません。けれども、食事の時間を30分に制限すると、子どもの不安をやわらげるのに役立ちます。試練の時間はやがて終わると思えるからです。たとえそれ以上引き延ばしたとしても、子どもがさらに食べることはまずないでしょう。

そして最後に、**あきらめてはいけません！**　先ほど述べたように、子どもは繰り返し触れることで嫌いな食べ物を好きになります。努力はいつかきっと報われるはずです。

「偏食タイプ」に対処する秘訣

- **新しいものにチャレンジしたり、嫌いだと言っているものを食べたらほめる。**ほめ言葉をごほうびにする。好きではないものを食べたことを、嬉しく思っていると伝えましょう。子どもによっては、これは大きな達成感をもたらします。
- 新しい健康的な食べ物や嫌っていたものを試したら、**シールやごほうびシート（または子どもの好きな食べ物以外のごほうび）でねぎらう。**子どもは嫌いなものを食べることを、前向きでやりがいのあることと結びつけるようになり、その正の強化が好きになることへとつながります。食べ物に対して、別の食べ物をごほうびにしないこと。

- **初めての食べ物や嫌いな食べ物は、子どもが必ず食べるものに少しだけ添えて、毎日出すようにする。**
- 子どもが食べ物の多さに圧倒されないように、**量は少なくする。**
- **初めての食べ物や嫌いな食べ物は、子どもと一緒に食べ、健康的な食事のお手本を示す。**親が子どものいちばんの先生だと忘れないように。
- 家族全員が同じものを食べるように心がけつつも、**自分の分は自分で取り分けさせるようにする。**
- **食事は30分で切り上げる。**長々と続く食事は親にも子どもにもストレスになり、子どもがさらに食べることは、まず期待できません。

こうして、さまざまな食べ方のタイプについて読んでみて、自分の子どもに当てはまる行動はあったでしょうか。よく食べる、絶えずおやつを食べている、好き嫌いが多い。親ならどれかひとつくらいは思い当たるものだと思いますが、どれにも該当しない子もいます。なかには子どもの食習慣について何の心配もなく、健康的な食習慣と食べ物との良好な関係をさらに育むための、一般的なアドバイスが欲しいという方もいるでしょう。

そんな場合でも、**私たちが紹介してきた秘訣はあらゆる子どもに当てはまる**ため、役立てられます。たとえば、家庭ではエネルギー密度が高い食べ物を目に触れさせないようにすることや、子どもが初めて出合う健康的な食べ物を試したらほめることは、どんな子にも望ましいことです。

わが子がいずれかのタイプに当てはまり、紹介した秘訣を試すときは、簡単にいかないこともあると、心に留めておきましょう。

こちらがよかれと思って始めても、子どもはひどくわがままになることがあります。食べ物をしつこくせがまれ、根負けして言いなりになってしまうときもあるでしょう。あるいは、用意したものを子どもが食べないと、十分に食べていないのではと不安になり、好物を与えてしまうかもしれません。これはよくあることですが、**明日は必ずやって来るので、またトライすればいい**のです。時々挫折《ざせつ》しても、すべてが水の泡になるわけではないのですから。

第11章のまとめ

- 食事とおやつを習慣化し、毎日同じ時間に食べさせましょう。
- 食事を抜かすことがないように、**朝食を必ず食べさせましょう**。
- 食事の買い物と支度、家族の食事に、子どもを参加させましょう。
- 子どもの**空腹と満腹に応じて食べさせましょう**。

● 子どもの食欲がカギになることを理解しましょう。子どもの食べ方のタイプに見合った食事の与え方を実践します。試行錯誤が必要ですが、試していくうちに自信が増すはずです。

● 「**よく食べるタイプ**」には、1回の量とお代わりに気をつけて、残さず食べるように促さないようにしましょう。

● 「**おやつをせがむタイプ**」には、おいしいおやつを見えないところに隠しましょう。

● 「**偏食タイプ**」には、食べるようにプレッシャーをかけてはいけません。また、嫌いなものを食べたら好物を与えるなど、食べ物を使って行動をコントロールしないようにしましょう。

おわりに――気づいたときから始めればいい

本書の使命は、科学的視点から、最初の1000日間に必要な食と授乳に関するあらゆる知識をお伝えし、みなさんが、生涯続く健康的な食習慣を子どもに身につけさせるお手伝いをすることでした。

そこで私たちは、授乳と食事について、流行ではなく事実をお伝えし、いくつかの俗説を払拭《ふっ》《しょく》し、世の中に広まっている誤った情報を正すように努めました。

食欲と食の好みがどこで生まれ、どう発達し、なぜ重要なのかということについて、今では科学によってかなり多くのことが明らかになっています。

なかでもこれははっきりと言えます。健康的な食事には、**子どもが何を、どう食べるかの両方が大切である**、と。

本書で、みなさんが最初の1000日を過ごすなかで、赤ちゃんが食べ物と良好な関係を築くサポートをするための、多くの戦略や秘訣をお伝えできたなら幸いです。

ここで最後に、何をどう与えるかについて、秘訣をまとめて紹介します。

まとめ——何を与えるべきか

最初の1000日は、赤ちゃんの食の好みを「セットする」絶好の機会です。野菜や果物など健康的な食べ物を好み、それらを抵抗なく積極的に食べられる子どもが理想です。好きになるカギは、慣れ親しみ、食べても安全だと感じられるようにすることです。

このプロセスは**妊娠中に始まり、母乳を飲ませているあいだも続き、離乳食が始まるとさらにしっかりと確立されます**。

すべきことは……

① 赤ちゃんに食べさせたいものは妊娠中に食べる

赤ちゃんは、母親が妊娠中に食べたものや、産後の母乳から、野菜や果物（またはその他の食品）の味を覚える可能性があります。

② できれば母乳で育てる

母乳育児は、母親にも赤ちゃんにも恩恵がありますが、できなくても悲観しないでください。**生後数日から数週間のあいだに、母乳で苦労するときは、サポートを求めましょう**。それが、やめるか続けるかの分かれ道になることがあります。母乳には毎回価値があるので、授乳のたびに喜ばしく思いましょう。

③ 離乳食は6か月くらいには始める

赤ちゃんが健康なら、生後6か月ごろには離乳食を始めましょう。新しい味や食感をいちばん受け入れやすい時期を逃さないためです。また、必要な栄養を摂取し、発話に向けた口腔の発達をタイミングよく促すためにも、この時期に始める必要があります。

④ 苦みのある野菜から食べさせる

離乳食の期間には、さまざまな野菜を食べさせ、まずは甘い野菜（ニンジンなど）より苦みのある野菜（ホウレンソウなど）を選びましょう。赤ちゃんは一度甘いものを味わってしまうと、苦いものもいい食べ物だと納得させるのが難しくなることがあります。ソースで**野菜の味をごまかしたり、果物を混ぜたりするのはやめましょう**。乳幼児はそれぞれの野菜の味を覚え、食感に親しむ必要があります。

⑤新しいものは粘り強く試す

子どもが新しい食べ物を好きになるには、**最大15回まで試さないといけないかもしれません**が、食べ物への愛着を高めるには、繰り返し味わわせるのがいちばん効果的な方法です。あまり好きそうでないものには、とくに効果的です。

⑥健康的なものを食べたらほめる

たくさんほめて励ましましょう。それがごほうびとなり、また健康的なものを食べようという意欲を高めます。

⑦ごほうびは食べ物以外のもので与える

ほとんどの幼児にとって、新しいものを試させるには、シールなど子どもが好きなものを使うと効果的です。成果を自分で見られるように、ごほうびシートを利用してもいいでしょう。

⑧親がお手本を見せる

赤ちゃんは離乳食が始まると、食べても安全なものは何かを判断するおもな情報源として、親を観察するようになります。子どもの前では、健康的な食べ物を楽しそうに食べる姿を見せましょう。親が何かをいやいや食べている様子が伝わると、子どももそういうものだと信じてしまいます！　**子どもは親を真似します。**子どもはそうやって学習するのです。

⑨おやつ用の果物や野菜を常備し、いつも見えるところに置いておく

小さな器に盛りつけておくなど、いつでも食べられる準備をして、見えるようにしておくと、赤ちゃんが口にしやすくなります。

⑩いろいろなものを食べさせる

赤ちゃんが、できるだけ多くの味や食感を試す機会を設けましょう。今から将来にいたるまで、多彩なものを食べられるようにするには、最善の方法です。

してはいけないのは……

①好物をごほうびにして、嫌いなものを食べさせる

これは健康的なものを食べさせる方法としては望ましくありません。そんなことをすれば、

健康的な食べ物は、ごほうびが必要なほど嫌なものだと思わせ、ごほうびにもなる味のいい**不健康な食べ物を、ますます欲しがる**ようにするだけです。

②ミルクを食べ物の代わりにする

食欲が乏しく好き嫌いの多い子どもをもつと、十分なエネルギーを摂取できるように、引きつづきミルクを飲ませたくなります。ところが、**それではミルクでお腹がいっぱいになり、ちゃんとした食事をさらに欲しがらなくなる**ものです。本書で紹介したテクニックを使って食事をさせる努力を続け、ミルクの量は適量にとどめましょう。

③子ども用の食事をつくる

健康的な食事のお手本を示すには、子どもと一緒に同じものを食べることです。子ども用のおやつを買ったり、食事を用意したりするには及びません。**大人が食べるものは何でも食べられます**。砂糖や塩を加えず、量を少なくすれば問題ありません。

④キッズメニューを注文する

どんな状況でも「赤ちゃん用」の食事は要りません。砂糖や塩が加えられていなければ、量を少なくすれば大人の食事でもたいていは食べられます。つまり、外食の際も、**親が注文した**

食事を少し取り分けて食べさせればよいのです。※これは大人が食べるような食材や料理を食べるのに慣れることにもなります。

まとめ――どう与えるべきか

乳幼児は、ミルクや食べ物のこととなるとそれぞれ違います。食欲旺盛な子もいれば好き嫌いが多い子もいて、遺伝子が要因のひとつになっています。こうした食べ方のタイプによって、親はそれぞれ特有の問題を抱えることになります。

ミルクや食事をどう与えるかは、赤ちゃんがどんなタイプなのか見きわめ、反応型の授乳や食事によって適切に対応しなければいけません。

食欲旺盛な乳幼児は食べすぎる傾向にあり、量が多いときや、視覚や嗅覚、味覚が刺激されるようなきっかけがあるときはなおさらです。

そんな子どもたちには、空腹と満腹の感覚に注意を払い、満腹になったら食べるのをすぐにやめる習慣を身につけられるように、サポートする必要があります。また、一度に出す量を少なめにし、**いつもお腹をすかせている場合は、必ず健康的なおやつを食べさせることも大切**です。

食欲の乏しい子どもは、おやつ（ミルクも含む）でお腹がいっぱいになっていると、食事をするのが難しくなり、野菜や果物、たんぱく質の食品（肉や魚）をますます食べなくなります。このタイプへのサポートとしては、何かを食べるようにプレッシャーをかけず、初めて見る健康的なものを試したらほめ、**量に圧倒されないように少なめの分量を心がけましょう**。

こうした2つのタイプの子どもたちには、さまざまな戦略を用いる必要があるのは言うまでもありませんが、すべての子どもたちに当てはまる一般的な秘訣もあります。

すべきことは……

① 赤ちゃんや幼児の空腹と満腹の合図を、読み取れるようになる

泣いているだけでは空腹とはかぎりません。空腹時には一度に複数の合図が見られるので、泣くことはひとつの指標にすぎないからです。

空腹の合図も満腹の合図も乳児から幼児に成長するとわかりやすくなりますが、生まれたその日から合図を見分ける努力を始めましょう。

※監修者より

275ページの注でも記述の通り、葉物野菜などについては配慮が必要です。

② ミルクや食べ物は空腹時にのみ与える

乳幼児には、空腹以外のいかなる理由でもミルクや食べ物を与えてはいけません。たとえば、なだめたり、静かにさせたりするために。ミルクや食べ物で機嫌が直るとわかっているのに、それを控えるのはとても難しいかもしれませんが、なだめる方法はほかにもあります。まずは必ずそれを試しましょう。

③ 満腹の合図が見られたら、授乳や食事をすぐにやめる

これについては赤ちゃんを信じましょう。きっと知らせてくれます。食欲旺盛な乳幼児は、ともすると満腹になってからも食べつづけ、チャンスがあれば必ずそうします。これは食べすぎにつながります。食欲の乏しい赤ちゃんは、満腹になってからも飲んだり食べたりするようにプレッシャーをかけられると、ストレスを感じ、**食べ物への嫌悪感につながる**ことさえあります。

④ 乳幼児に適した分量を与える

子どもには必ず適切な分量を与えましょう、これには食事やおやつだけでなく、哺乳瓶で飲ませるミルクも含まれます（哺乳瓶を利用している場合）。食欲旺盛な子どもは、目の前にあるも

のは何でも食べてしまう傾向にあります。つまり、**食べすぎを防ぐには適量を与えなくてはいけません**。好き嫌いが多いタイプは、出される量が多すぎると圧倒されることがあるので、食事やおやつは食べきれそうな量を与えましょう。

してはいけないのは……

① 食べ物を使って、感情や行動をコントロールする

ぐずったときや機嫌が悪いときに、好物を使ってお行儀よくさせたり、静かにさせたり、なだめたりしてはいけません。これは食べ物で自分の感情を調整することを教えるようなもので、子どもは前向きな対処法を習得できなくなります。

② 砂糖や脂肪がたっぷりの食品を家に置く

こうした食品が見えるところにあれば、子どもは欲しがります。棚にしまうと「禁断のもの」となり、さらに欲しがります。この問題を避ける最良の方法は、**最初から家に置かないこと**です。少なくとも常備はせず、家に置くときは少量にとどめましょう。

③ いちいち騒ぎ立てる

自制心を保ちましょう。もっとも、口で言うほど簡単ではありません。乳幼児の食事はこちらをひどく苛立《いらだ》たせるもので、せっかく用意したものを拒まれるとなおさらです。ですが、**こちらがストレスを感じているときは、赤ちゃんも同じように感じています**。親が騒げば、食事の時間はさらにストレスが増し、食べ物を拒絶するようになるおそれがあります。

④ テレビやその他のディスプレイをつけたままにする

好き嫌いが多いタイプはすぐに気が散り、肉や野菜を食べるより、テレビを見たりiPadで遊んだりすることに気を取られかねません。また、**満腹感に鈍感な子は、テレビに気を取られると、食べすぎてしまいやすくなります**。画面に夢中になると、食べ物にも、食べているあいだの満腹感にも注意を払えなくなるからです。また、食べ物に敏感に反応するタイプにとっては、食品のコマーシャルも刺激になり、食欲をさらに高めることがあります。

この時期の「習慣づけ」が一生の支えになる

私たちは本書の執筆によって、命が宿ってから最初の1000日間で、赤ちゃんの食をめぐる行動が発達する様子について、科学がこれまでに解き明かしてきたことを詳しく振り返る機会を得ました。

各章を書き進めるなかで、人体の驚くべきしくみに感銘を受けてきました。**羊水にはすでに味があり**、赤ちゃんが外の世界に出てある程度成長したときに向けて、食べても安全なものを見分ける準備が始まっています。

母乳にも同じ効果がありますが、はるかに多くの役割を果たしています。栄養や免疫を供給し、赤ちゃんの脳の発達を促し、さらには睡眠と目覚めのサイクルを整える効果まで指摘されています。また、みなさんの体は、赤ちゃんがそのつど必要とする栄養に合わせて母乳を変化させます。**母乳は月単位や、朝と夜で変わるだけでなく、1回ごとの授乳でも、さらには1度の授乳中にも変化するのです**。

「魔の2歳児」という言葉がありますが、確かにそのとおりです。幼児はささいなことで騒ぎ立てるので、親によっては、食事の時間はちょっとした苦行になるかもしれません。

ただし、**ストレスがたまるこの発達段階でさえ大切な機能を果たしています**。危険を含む可能性があるものに生まれつき疑いをもつことは、歩きはじめたばかりのきわめて弱い子どもが、食べてはいけないものを口にしないようにする自然のしくみだと思われます。

みなさんには、赤ちゃんが大人の食の世界へと歩んでいくのをサポートできるように、発達の各段階において役立つ秘訣をお伝えできたなら幸いです。

最後にお伝えしたいのは、**本書の方法はいつから始めても遅くない**ということです。子どもは大きくなるにつれて親から自立し、時には反抗的にもなります！　そして学校に通うようになると、何をどう食べるか管理するのは難しくなります。

それでも今土台を築いておけば、お子さんにとって一生の支えとなる健康的な食習慣を身につける力になるはずです。

付録

子どもの
「タイプ」がわかる
チェックリスト

「生後6か月まで」の場合

この〈赤ちゃんの摂食行動アンケート（BEBQ）〉は、赤ちゃんがミルクに関してどんなタイプなのか把握するのに役立ちます。食欲が旺盛なのか、それとも小食なのか。次の質問に答えれば、お子さんについて理解し、最適な授乳方法がわかるでしょう。

質問は生後数か月までの、ミルクだけを飲んでいる時期を対象に、食欲のさまざまな側面について確認する内容になっています。ふだんの日中の様子を振り返ってください。

各項目には、**「まったくない」「めったにない」「時々ある」「よくある」「いつも」**のいずれかで答えましょう。回答の解説は366ページで行います。

○ミルクへの反応

- 与える以上のミルクを欲しがることが多い。
- ミルクをたっぷり飲める状況では飲みすぎる。
- たっぷり飲んだばかりなのに、差し出されると喜んでまた飲む。
- いつもミルクを欲しがっている。
- 機会さえあれば、どんなときもミルクを飲む。

- 授乳後30分以内でも、すぐにミルクを飲める。

○ 授乳への愛着

- 授乳中は満足そうにしている。
- ミルクが大好きである。
- 授乳中につらそうになる。*
- 授乳の時間を楽しんでいる。

○ 満腹感への反応

- すぐに満腹になる。
- こちらが適量だと思う量を飲み終える前に満腹になる。
- 1回分の量をなかなか飲みきれない。
- 食欲が旺盛である。*

○ 飲むスピード

- すぐに飲み終える。*
- 飲み終えるのに30分以上かかる。

- 飲むのが遅い。
- 授乳中に、飲むスピードがどんどん遅くなる。

「回答結果」は……？

食欲の各要素について、全体的にどう回答したか確認してみましょう。たとえば、「ミルクへの反応」では、ほとんどの項目に「いつも」と答えていた、というように。

○こんな場合は、食欲旺盛な赤ちゃんです

- 「ミルクへの反応」と「授乳への愛着」の項目について、おもに「よくある」か「いつも」と答え、＊印がついている項目には、「めったにない」か「まったくない」と回答。このパターンは、赤ちゃんがミルクに敏感に反応し、授乳から大きな喜びを得ていることを意味します。
- 「満腹感への反応」と「飲むスピード」の項目について、おもに「めったにない」か「まったくない」と答え、＊印がついている項目には、「よくある」か「いつも」と回答。このパターンは、赤ちゃんが自分の満腹感にあまり敏感ではなく、飲むのが速いことを意味します。

○こんな場合は、小食な赤ちゃんです

- 「ミルクへの反応」と「授乳への愛着」の項目について、おもに「めったにない」か「まったくない」と答え、＊印がついている項目には、「よくある」か「いつも」と回答。これは赤ちゃんがミルクにあまり敏感に反応せず、授乳への関心が低いことを意味します。
- 「満腹感への反応」と「飲むスピード」について、おもに「よくある」か「いつも」と答え、＊印がついている項目には、「めったにない」か「まったくない」と回答。これは赤ちゃんが自分の満腹感にとても敏感で、飲むのが遅いことを意味します。

「1歳以上」の場合

この〈子どもの摂食行動アンケート（ＣＥＢＱ）〉は、幼児が食べ物に関してどんなタイプなのか把握するのに役立ちます。食欲が旺盛なのか、それとも小食なのか。次の質問に答えれば、お子さんについて理解し、食事を与えるうえでの最適な方法がわかるでしょう。

質問は固形食に対する食欲を、さまざまな面から確認する内容になっています。ごくふつうの日の食べる様子について振り返ってください。各項目には、「まったくない」「めったにない」「時々ある」「よくある」「いつも」のいずれかで答えましょう。回答の解説は370ページで

行います。

○ 食べ物への反応

- ひっきりなしに食べ物を欲しがる。
- 状況が許すなら、四六時中食べている。
- 十分に食べたばかりでも、出されればまた喜んで食べる。
- 状況が許すなら、食べすぎてしまう。

○ 食べ物への愛着

- 食事の時間を楽しみにしているようだ。
- 食べ物が大好きである。
- 食べ物に興味がある。
- 食べることを楽しんでいる。

○ 満腹感への反応

- 食事を終えたとき、お皿や容器に食べ残しがある。
- 食べ終わる前に満腹になる。

- おやつを食べたばかりだと食事ができない。
- すぐに満腹になる。
- 食欲が旺盛である。*

○ 食べるスピード

- 食事をすぐに食べきる。*
- 食べるのが遅い。
- 食事を終えるのに30分以上かかる。
- 食事をしているうちに、食べるのがどんどん遅くなる。

○ 感情的な過食

- 苛立っているとよく食べる。
- 不機嫌だとよく食べる。
- ぐずっているとよく食べる。

○ 好き嫌いの多さ

- 新しい食べ物に出合うと最初は拒絶する。

- さまざまな種類の食べ物を食べられる。*
- 新しい食べ物の味見をするのが好き。*
- 食事でなかなか喜ばない。
- 味わったことのない食べ物でも、好きではないと決めつける。
- 味わったことのない食べ物を味わうことに関心がある。*

「回答結果」は……？

食欲の各要素について、全体的にどう回答したか確認してみましょう。たとえば、「食べ物への反応」では、ほとんどの項目に「いつも」と答えていた、というように。

○ こんなときは、食欲旺盛な赤ちゃんです

- 「食べ物への反応」「食べ物への愛着」「感情的な過食」の項目について、おもに「よくある」か「いつも」と回答した場合。このパターンは、赤ちゃんが食べ物に敏感に反応し、食事から大きな喜びを得ていること、そして動揺したときや不機嫌なときに食べたくなる傾向があることを意味します。
- 「満腹感への反応」「食べるスピード」「感情的な過食」「好き嫌いの多さ」について、おも

に「めったにない」か「まったくない」と答え、＊印がついている項目には、「よくある」か「いつも」と回答した場合。このパターンは、赤ちゃんが自分の満腹感にあまり敏感ではなく、食べるのが速く、動揺したときや不機嫌なときでも食欲を失わず、ほとんどの食べ物を好き嫌いなく食べることを意味します。

○こんなときは、小食なお子さんです

- 「食べ物への反応」「食べ物への愛着」「感情的な過食」の項目について、おもに「めったにない」か「まったくない」と答えた場合。これはお子さんが食べ物にあまり敏感に反応せず、食べ物への関心が低く、動揺したときや不機嫌なときに、食べ物からそれほどなぐさめを得ないことを意味します。
- 「満腹感への反応」「食べるスピード」「感情的な過食」「好き嫌いの多さ」について、おもに「よくある」か「いつも」と答え、＊印がついている項目には、「めったにない」か「まったくない」と回答した場合。これはお子さんが自分の満腹感にとても敏感で、食べるのが遅く、ひどく動揺したときや不機嫌になったときに、食欲を失いやすいことを意味します。また、積極的に食べるか、さらには試そうと思う食べ物についてえり好みが激しいことも意味します。

謝辞

本書を世界有数の科学者であり、私たちの良き師であった、故ジェーン・ウォードル教授に捧げます。私たちを子どもの摂食行動という興味深い世界へと導いて励まし、双子研究「ジェミニ」の陰の指導者となってくれました。私たちの人生を変えただけでなく、数十年にわたる研究の成果により、多くの子どもや家族の人生にも変化をもたらしました。

変わらぬサポートをしてくれた家族と友人に感謝します。この気持ちは言葉では言い表せません。そしてもちろん、私たちの研究に可能性を見出し、本書の出版を実現してくれたロリー・スカーフェに感謝しなくてはなりません。あなたがいなければ本書が生まれることはなかったでしょう。

ジュリア・ケラウェイ（編集上の助産師）とリズ・ゴフ（ビジョナリスト）にお礼申し上げます。おふたりと仕事ができて本当によかったです。これまでのアドバイスや励ましはこのうえなく貴重なものでした。

私たちに経験を語り、本書の出版を手助けしてくださったすべての親御さんに感謝します。そして、助言や情報を提供してくれた同僚のみなさんと、本書の内容が正確で、乳幼児期の栄養と食事に関して広く認められている科学的同意を代表していることを確認するため、査読をしてくださった優秀な科学者のみなさんにお礼申し上げます。

アトゥール・シンハル教授——ユニバーシティ・カレッジ・ロンドン小児保健センター、グレート・オーモンド・ストリート小児慈善教授、グレート・オーモンド・ストリート病院名誉顧問小児科医。

アリソン・フィルデス博士——心理学者、リーズ大学心理学部研究フェロー。

ヘレン・クローカー博士——研究栄養士、ユニバーシティ・カレッジ・ロンドン、グレート・オーモンド・ストリート小児保健センター上級研究員。

リン・ダニエルズ教授——オーストラリア、クイーンズランド工科大学運動・栄養科学部名誉教授。

ジェニファー・フィールズ医師——リーズ、フィールドヘッド診療所総合診療医。

アンジェラ・フリン博士——キングス・カレッジ・ロンドン、ライフコース・サイエンス学部女性・小児健康学科研究員。

また、原稿を読み、母親の視点から意見を述べてくれたマータ・ジャコースカ（生後6週のジュリアのお母さん）と、スージー・マイゼル（生後6週のハンナのお母さん）にも感謝します。

最後に、素晴らしい資料をシェアしてくださったファースト・ステップ・ニュートリションと乳幼児フォーラムのみなさまにお礼申し上げます。

※「監修者より」の注記で参照した厚生労働省のガイドラインは、
以下のURLで公開されています。

▼ 授乳・離乳の支援ガイド（2019年改定版）
https://www.mhlw.go.jp/content/11908000/000496257.pdf

▼ 日本人の食事摂取基準（2015年版）
https://www.mhlw.go.jp/file/05-Shingikai-10901000-Kenkoukyoku-Soumuka/0000114399.pdf

クレア・ルウェリン（Dr. Clare Llewellyn）

オックスフォード大学卒業。乳幼児の食欲と成長についての遺伝疫学の研究で博士号を取得。ユニバーシティ・カレッジ・ロンドン准教授。同大学公衆衛生学部疫学・保健研究所の行動科学・健康部門において肥満研究グループを率いる。人生の最初の瞬間からの摂食行動を探求するため、史上最大の双子研究「ジェミニ」に参加。また、子どもの食に関して70以上の科学論文を発表。英国王立医学協会ほか、世界中で40以上の招待講演を行っている。英国肥満学会、欧州肥満学会、米国肥満学会などの研究機関から多数の国際的な賞を受賞している。

ヘイリー・サイラッド（Dr. Hayley Syrad）

心理学者。2007年にサウサンプトン大学で心理学学士号を、2016年にユニバーシティ・カレッジ・ロンドンの保健行動研究センターで行動栄養学の博士号を取得。乳幼児が「何をどう食べるか」に関して食欲の役割に焦点を当てて研究。幼児の摂食行動について、多数の記事を執筆、注目を集めている。

上田玲子（うえだ・れいこ）

帝京科学大学教育人間科学部教授。幼児保育学科長。博士（栄養学）。管理栄養士。日本栄養改善学会評議員や、日本小児栄養研究会運営委員なども務める。乳幼児栄養についての第一人者。監修に「きほんの離乳食」シリーズや、『はじめてママ&パパの離乳食』『マンガでわかる離乳食のお悩み解決BOOK』（いずれも主婦の友社）など多数。

須川綾子（すがわ・あやこ）

翻訳家。東京外国語大学英米語学科卒業。訳書に『EA ハーバード流こころのマネジメント』『人と企業はどこで間違えるのか?』（以上、ダイヤモンド社）、『綻びゆくアメリカ』『退屈すれば脳はひらめく』（以上、NHK出版）、『子どもは40000回質問する』（光文社）、『戦略にこそ「戦略」が必要だ』（日本経済新聞出版社）などがある。

人生で一番大事な
最初の1000日の食事
――「妊娠」から「2歳」まで、「赤ちゃんの食事」完全BOOK

2019年10月30日　第1刷発行
2020年7月30日　第2刷発行

著　者――クレア・ルウェリン、ヘイリー・サイラッド
監修者――上田玲子
訳　者――須川綾子
発行所――ダイヤモンド社
〒150-8409　東京都渋谷区神宮前6-12-17
https://www.diamond.co.jp/
電話／03･5778･7232（編集）　03･5778･7240（販売）

ブックデザイン－小口翔平＋喜來詩織（tobufune）
本文DTP――キャップス
校正――――円水社
製作進行――ダイヤモンド・グラフィック社
印刷／製本―三松堂
編集協力――編集室カナール（片桐克博）
編集担当――三浦岳

ISBN 978-4-478-10515-3